Tattwa Shuddhi

땃뜨와 슛디

Tattwa Shuddhi
땃뜨와 슛디
딴뜨라의 내면정화 행법

Swami Satyasangananda
스와미 싸띠아상가난다

지도
Swami Satyananda Saraswati
스와미 싸띠아난다 사라스와띠

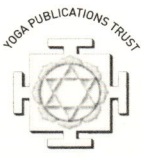

Yoga Publications Trust, Munger, Bihar, India

Tattwa Shuddhi

ⓒ Bihar School of Yoga 1984
ⓒ 한국요가출판사 2010

발행 비하르 요가학교(Bihar School of Yoga)
  초판 1984
  2판 1992

한국 ISBN 978-89-960355-5-8

발행자 및 보급자 요가출판위원회(인도, 비하르, 뭉게르, 강가 다르샨)
홈페이지 www.biharyoga.net
      www.rikhiapeeth.net
한국어 번역 및 출판 한국 싸띠아난다 요가 아쉬람 출판위원(한국요가출판사)
  (싸띠아난다요가한국지부로서 아쉬람라이프체험 및 교육 · 연수 · 홍보출판을 주관하며, 몸과 마음의 쉼터를 제공합니다.)
초판 2010

주소 (529-842) 전남 장흥군 장평면 우산연동길 79 | **전화** 061-862-4563
홈페이지 www.satyananda.co.kr

인쇄 (주)양문

이 책의 저작권은 요가출판위원회(Yoga Publication Trust)에 있습니다. 요가출판위원회의 서면상 허락 없이 그 어떤 형태나 수단으로든 이 책의 내용을 복제하거나 수정하여 보급할 수 없습니다.

차 례

머리말 ··· 7

1. 딴뜨라 ·· 13
2. 땃뜨와 슛디 개론 ···································· 29
3. 땃뜨와 슛디: 정화과정 ··························· 37
4. 딴뜨라 예배의 일부로서의 땃뜨와 슛디 ··· 43
5. 쁘라나 샥띠 ·· 49
6. 원소들의 진화 ·· 57
7. 안따 까라나: 개인의 마음 ······················ 67
8. 빤차땃뜨와: 다섯 가지 원소 ·················· 77
9. 개별적인 땃뜨와들 ································· 87
10. 땃뜨와와 꼬샤 ······································· 97
11. 땃뜨와와 호흡 ····································· 101
12. 만뜨라, 얀뜨라, 만달라 ······················ 109
13. 시각화와 상상 ····································· 125
14. 바스마: 화욕(火浴) ····························· 135
15. 땃뜨와 슛디 사다나 수련하기 ············ 143
16. 땃뜨와 슛디 사다나의 효과 ················ 159
17. 구루 ··· 167

용어해설 ··· 173

샥띠에 대한 경배

सर्व—मंगल—मंगल्ये शिवे सर्वार्थ—साधिके ।
शरण्ये त्र्यम्बके गौरी नारायणि नमोऽस्तु ते ।।

오, 쉬바시여,
당신은 모든 상서로운 것들의
상서로움,
그리고 모든 목적의 성취자.
당신은 피난처,
오, 뜨라얌바까여,
오, 가우리여.
오 나라야니여, 당신께,
경배를 올립니다.

머리말

오늘날 요가는 세상 거의 모든 곳에서 수련되지만, 우리는 인류의 의식에서 진정으로 어떤 변화도 볼 수 없다. 그렇다면 문제가 어디에 있단 말인가? 수련 자체에 있는가? 그건 아닌 것 같다. 왜냐하면 수련이 성공적이었던 수많은 예를 들 수 있기 때문이다. 문제는 우리가 사다나를 하는 방식에 있는 듯하다. 내킬 때마다 우리는 '이것 조금 저것 조금' 하는 식이다. 요가에 대한 이 균형 잡히지 않은 접근방식을 없애기 위해서는, 요가의 근원인 딴뜨라의 철학과 행법들에 더 큰 주의를 기울여야 할 것이다.

딴뜨라처럼 광대한 주제에 대해서는 조감도를 갖는 것만으로는 소용이 없는데, 딴뜨라는 존재를 모든 각도 또는 관점에서 보았기 때문이다. 창조의 패턴, 그 현현, 개인과 관련된 그 인과에 대한 이 '심층적인' 연구를 통해 딴뜨라 수행자들은 개인과 우주를 통일시키는 잃어버린 연결고리를 발견했다.

개인과 우주의 간격을 이어줄 수 있는 길을 깨닫자 딴뜨라 수행자들은 남들을 안내할 수 있는 방법들과 행법들을 고안했다. 이 방법들은 상상할 수 없을 정도로 오래되었지만 그 긴 세월을 견뎌왔다. 그것들이 개발된 기초가 개인의 진화를 위한 내면의 경험을, 제한된 지식이 아니라 숨 쉬고 있는 살아 있는 경험을 강조했기 때문이다.

딴뜨라 방법들은 아주 체계적이며 정확하다. 그 행법들은 사마디라는 목표가 먼 가능성처럼 보이는 것이 아니라, 바란다면 지금 여기서 성취할 수 있는 현실처럼 보이는 방식으로 연결되어 있다. 사마디에 대한 욕망은 필수적인데, 타오르는 욕망이 없다면 결코 거기에 도달할 수 없기 때문이다. 이 욕망은 다른 생각이 존재하거나 그것이 마음의 집중된 에너지 세력들을 분산시키지 않을 만큼 우리를 완전히 압도하고 흡수해야 한다. 밖이 아니라 안을 보고 싶어 하기만 한다면 사마디는 달성될 수 있다고 딴뜨라는 말한다. 그렇지만 내면을 보는 기술을 계발하기 위해서는, 이 목적을 위해 딴뜨라에 의해 특별히 고안된 행법들을 따라야 한다.

그러므로 딴뜨라는 그 이면에 있는 철학보다 수련을 더 크게 강조한다. 성취한 많은 딴뜨라 수행자들은 딴뜨라에 대한 다양한 해석이나 논평에서 격찬되는 어마어마한 철학들을 알지도 못한다. 왜냐하면 그들은 단지 철학에 의해 깊은 감명을 받거나 사로잡힌 것이 아니라 모든 차원의 경험을 통해 의식이 변형되었기 때문이다.

그러므로 딴뜨라를 이해하기 위해서는 간접적인 정보의 부스러기들에 의해 그것을 이해하려 하지 말고 행법들 속을 깊이 탐구해야 할 것이다. 그것을 스스로 해보고 나서 딴뜨라에 대한 판결을 내려라.

그것을 하기 위해서는 처음부터 끝까지, 딴뜨라에 의해 고안된 절차들을 따라야 할 것이다. 헤엄치는 법을 모른다면 호수에 뛰어들어 성취할 수 있는 것이 없다. 마찬가지로 익사의 위험이 없도록, 개인적인 욕망에 근거해서가 아니라 개인의 성장과 진화에 근거하여 사다나를 선택해야 한다.

예를 들어 바마 마르가(vama marga), 꾼달리니 요가(kundalini yoga) 등이 마음에 끌리고 흥미진진한 것으로 보일 수 있지만, 튼튼한 바탕이 없으면 사다나는 틀림없이 헛수고가 될 것이다. 모든 사다나를 위한 이 바탕을 딴뜨라에서는 **숫디**(shuddhi 정화)라고 한다.

이 점에서 딴뜨라는 다른 철학들과 다른데, 다른 철학들이 죄로 칭하는 것을 딴뜨라에서는 성장을 위해 필요한 경험이라고 하기 때문이다. 열정, 분노, 질투, 죄의식, 수치, 증오의 세력들을 그 반대세력들과 결합시킴으로써 활용하라고 딴뜨라는 말한다. 오직 그때만 통일성을 경험할 수 있다. 반대세력들과 분리시킴으로써 이 세력들을 오용한다면, 틈이 더 넓어져 통일이 불가능해진다. 그래서 딴뜨라는 정화를 이야기하되 다른 의미에서 하는 것이다. 정화라는 용어로 딴뜨라가 의미하는 것은, 물질로부터 에너지를 방출시켜 그 에너지가 의식과 통일될 수 있게 하는 것이다.

이 정화의 목적을 성취하기 위해 딴뜨라는 거친 정화 수준으로부터 미묘한 수준과 원인적인 수준에 걸치는 여러 방법들을 채택했다. 이 행법들 중에 포함되는 땃뜨와 숫디는 단지 한 수준이 아니라 모든 수준에서 그 정화의 효과성 때문에 두드러진다. 그것은 제자가 외부세계에서 내면의 세계로 여행해야 하는 가장 중요한 사다나들 중 하나로 출현했다.

땃뜨와 숫디를 통한 이 정화과정이 없으면 보다 높은 밀교(密敎) 행법들은 어둠과 절망으로 이끈다. 그것은 이해하기 아주 단순한 문제이다. 바마 마르가, 까울라 마르가(kaula marga), 스마샨 사다나(smashan sadhana), 쉬야마 사다나(shyama sadhana), 꾼달리니 요가는 마음이 물질을 초월해서 순수한 에너지의 미묘한 주파수로 진동할 때만 달성할 수 있는 아주 깊은 집중수준을 요구한다. 버튼을 누르는 정도의 노력만으로 될 수 있을 만큼, 이 상태에 도달하는 것에 아주 능숙해야 한다. 오직 그때만 수련의 결과로 생기는 내면의 폭발을 제압할 수 있다. 그렇지 않으면 그저 물질적인 자각 수준에 남아 있거나, 아니면 거친 마음을 통해 여전히 작용하고 있는 동안 물질을 초월할 경우, 그 결과로 생기는 경험들이 인격에서의 심각한 오류를 일으키기 쉽다.

이 정화가 일어나야 하는 것은 사다나의 관점에서만이 아니라, 조화로운 사회에서 함께 사는 것의 관점에서 볼 때도 그렇다. '세상의 걱정거리들'은 인간의 마음을 공습하고 있으며 개인은 이 충격들에 대처하지 못한다. 오늘날 사람들은 마음의 역학을 이해하지 못해 정신적인 긴장의 극치에 있다.

보통 사람에게 '마음이 무엇인가?'라고 묻는다면, 그는 생각이라고 말할 것이다. 마음이 심리적 구조가 아닌 것일 수 있다는 점을 그는 상상조차 하지 못한다. 더욱 더 깊이 들어갈수록 이 마음의 능력 안에 창조하고 파괴할 수 있는 잠재력이 숨겨져 있음을 깨닫게 된다는 것도 그는 모른다. 삶에서 그렇게 많은 갈등을 일으키는 같은 그 마음이 전체 우주를 창조할 수 있다는 것, 집착의 고통과 불행을 일으키는 같은 그 에고가 단일성과 통일성의 경험을 폭발시킬 수 있다는 것, 통일성으로부터 다양성까지 인생 여정의 모든 미스터리가 우리 안에 잠복되어 있다는 것, 물들지 않은 순수한 의식의 반영인 보다 높은 마음이 우리 안에 존재한다는 것을 믿을 수 있는가? 땃뜨와 숫디 사다나는 마음의 내적인 힘이, 수행자가 객관적인 경험의 무상함으로부터 내적인 실재의 영원함으로 나아갈 수 있는 다리를 나타낸다.

본질적으로 땃뜨와 숫디는 사람의 존재 전체를 정화하기 위해 고안된 체계이다. 그것은 거친 형태의 정화로 시작해서 미묘하고 심령적인 정화로 진행되어, 수행자를 진화시켜준 에너지와 의식의 경험을 위해 그를 준비시키는 미묘한 자각에서 절정을 이룬다. 장기간 요가를 수련하면 그것은, 몸과 마음의 심령적인 수준들에서 느껴질 수 있는 온화한 샥띠(에너지)의 각성을 일으킨다. 그렇지만 땃뜨와 숫디는 이 에너지 각성을 집중시키고, 그것에 한 형태를 부여해서 기본적인 자각을 변화시킴으로써 그것을 일정한 곳으로 보낸다.

땃뜨와 숫디는 정신적·심령적·영적인 발전에 관련된 수련의 맥락에서만이 아니라 심지어 치유과정들이 관계되는 수련에서도 으뜸가는 역할을 한다. 하타 요가와 요가치료 행법들 이전에 땃뜨와 숫디를 수련한다면 그 결과는 더 빠르고 더 지속적일 것이다. 자신들이 다루고 있는 몸은 다섯 가지 **땃뜨와**(원소)의 집합체이며, 그러므로 땃뜨와 숫디는 샤뜨까르마(shatkarma)의 효과에 대해 직접적인 영향력을 가지고 있다는 것을 하타 요가 수련자들은 이해해야 한다. **샤뜨까르마**도 몸의 정화절차이지만, 그 영향력은 몸의 세 가지 기질에 제한되어 있다. 그 효과는 땃뜨와 숫디를 통해 성취될 수 있는 보다 미묘한 층들에 미치지 못한다.

땃뜨와 숫디는 주요 기초 작업을 성취시켜주기 때문에 모든 사다나의 기본이다. 마치 농부가 땅을 갈아 적당히 비료를 주고 나서 씨를 뿌리듯이, 수행자는 먼저 땃뜨와 숫디를 통해 마음과 몸을 준비하고 나서 내적인 경험의 풍요로움을 키운다.

1. 딴뜨라

딴뜨라의 목표는 단어 자체에 간결하게 정의되어 있다. 딴뜨라(tantra)라는 말은 **따노띠**(tanoti 확장)와 **뜨라야띠**(trayati 해방)라는 두 산스끄리뜨어의 조합에서 파생되었다. 이는 **딴뜨라**가 마음을 확장시키고 잠복되어 있는 잠재적 에너지를 해방시키기 위한 방법이라는 것을 의미한다. 딴뜨라를 이해하기 위해서는 마음의 확장과 에너지의 해방이 무엇을 뜻하는지 먼저 정확히 이해해야 한다.

    내외적인 세계와 관련된 우리 경험의 범위는 보통 심하게 제한되어 있다. 우리는 육체적인 감각기관의 사용을 통해서만 보고, 듣고, 느끼고, 맛보고, 냄새 맡을 수 있다. 감각기관의 하나가 손상될 경우, 그 감각기관과 관련된 우리의 경험과 지식은 제한되고 방해받는다. 그러므로 인식은 전적으로, 그리고 가차 없이 감각에 의존하고 있다. 이는 삶에서 제한을 주는 종속물인데, 감각을 통해 생긴 지식은 시간, 공간, 대상의 경계들에 제한되어 있기 때문이다.

시간, 공간, 대상은 개별적인 마음의 범주로서만 존재한다. 개별적인 마음이 없다면 시간, 공간, 대상이 없으며 시간, 공간, 대상이 없으면 개별적인 마음은 없다. 마음의 이 세 가지 범주는 유한하여, 무한하거나 소멸하지 않는 지식의 원천으로 여겨질 수 없다. 감각과 마음의 영역을 통해 작용하는 한 우리는 이 유한하며 구속적인 경계들을 넘어설 수 없다.

예를 들어, 꽃의 영롱한 아름다움을 보기 위해서는 두 눈 앞에 꽃이 있어야 하며, 백단향이나 라벤더 향기를 맡기 위해서는 코 가까이에 그것들이 있어야 하고, 초콜릿의 감미로움이나 고추의 매운맛을 보기 위해서는 그것들을 먹어야 한다. 이런 유형의 경험은 대상의 존재, 감각, 그리고 그 두 가지 모두와 관련된 마음에 의존하기 때문에 객관적이라고 한다.

그렇지만 눈을 감고 볼 수 있으며, 음식 없이 맛을 볼 수 있고, 악기 없이 음악소리를 들을 수 있는 경험의 영역이 있다. 그것은 순전히 주관적인 경험이며 유한한 마음의 범주에 구속되지 않는다. 주관적인 경험을 통해 얻어지는 지식은 객관적인 경험을 통해 얻어지는 지식보다 훨씬 더 정확하고 정밀하다. 왜냐하면 그것은 확장된 마음의 결과이기 때문이다.

마음의 확장은 개인으로 하여금 감각, 시간, 공간, 물질의 영역 너머를 경험하게 해주는 현상이다. 그 영역에서는 거리와 시간의 구속을 받지 않는다. 우리는 과거나 미래로 여행할 수 있으며 우리가 육체적으로 존재하지 않는 곳에서 일어나는 것들을 알 수 있다. 이것을 마음의 확장이라고 하지만, 감각의 경험에 구속되어 있는 한 그것은 달성될 수 없다. 감각과 에고를 통해 작용하는 마음은 모든 경험을 자신이 주입한 **라가**(raga 좋음)와 **드웨샤**(dwesha 싫음)에 따라 분류한다. 마음의 이 부과는 경험으로부터 받은 지식을 왜곡하여 순수하고 정제된 지식의 성장을 허락하지 않는다.

확장된 마음을 통해 얻어지는 지식은 점점 발전하여, 영원하고 절대적이며 참된 지식으로 선언된 직관적인 지식으로 마침내 절정을 이룬다. 그러나 마음의 확장은 하룻밤에 일어나지 않는다. 우리는 때로는 온화하고 때로는 강렬하며, 때로는 유쾌하고 때로는 불쾌한 긴 경험의 지역을 통과한다. 그것은 마침내 절대적인 지식(브라흐마 갸나 brahma jnana)에서 절정을 이루는 점진적인 성장이다.

어린아이는 하룻밤 새에 성인으로 자라지 않는다. 그 변화는 점진적이다. 어린아이와 성인의 경계선은 아주 미묘해서 전자가 어디서 끝나고 후자가 어디에서 시작되는지 결코 알 수 없다. 마찬가지로 사람의 의식은 언제나 진화하고 있다. 마음은 확장하여 새로운 경계들을 지나고 있다. 변형이 일어나고 있지만 속도는 점진적이며 변화는 미묘하다.

마음의 진화를 가속시키고 우리 자신의 변형을 유도하기 위해서는 딴뜨라와 요가의 행법들에 의지해야 할 것이다. 이 행법들은 물질로부터 에너지의 해방을 가속시키고 모든 지식의 원천인 본래의 순수한 의식을 현현시키기 위해 고안되었다.

딴뜨라의 목표

우리가 매일의 생활에서 인식을 위해 사용하는 마음은 일반적으로 감각을 통해 작용한다. 그러나 감각을 내면화시켜 마음을 안으로 향하게 할 수 있다면, 그것은 내적인 경험과 확장된 마음을 통해 스스로를 현현시킨다. 그리하여 물질은 에너지로부터 분리되며 그로써 **샥띠**(에너지) 원리를 해방시키고, 그 다음에 이 원리가 순일한 자각을 일으키면서 **쉬바**(의식)와 결합한다.

마치 바다로 확장되고 있는 강이 그 한계와 구속을 잃듯이, 유한한 마음은 우주적인(무한한) 마음속으로 확장하며 그리하여 진리의 수용자이자 전달자가 된다. 이것이 일어나면 그 결과로 에너지가 폭발하고 고유한 의식이 물질로부터 자유로워진다. 이는 꾼달리니 경험에 비유될 수 있으며, 이것이 언제나 딴뜨라의 목표가 되어 왔다.

길은 다를지 몰라도 다른 철학들 또한 같은 목표를 향해 손을 뻗었다. 베단따 철학에는 **브라흐만**(Brahman 나눌 수 없으며 순일하고 편재하는 실재 또는 의식)이라는 개념이 있다. 브라흐만이라는 말은 '확장하다'를 뜻하는 **브리한**(brihan)이라는 어근에서 파생된 것으로 '확장하는 의식'으로 이해될 수 있다. 최고의 지식을 주는 것은 바로 우리 각자에게 존재하는 이 브라흐만에 대한 자각이다. 그것은 우리가 결합하기 위해 부단히 노력하고 있는 하나 또는 전체로서 존재한다.

딴뜨라에서는 이 개념을 우리 각자의 안에서 고요한 목격자로 존재하는 쉬바(제약되지 않은 의식)로 해석한다. 그것이 베단띤들의 브라흐만이든 상키야(Samkhya) 철학의 뿌루샤(purusha)이든 또는 딴뜨라의 쉬바이든 본질적으로는 같은 개념이다. 딴뜨라와 대부분의 다른 철학들의 차이는 다른 철학들은 수행자의 삶에 많은 제한을 두고 엄격한 규칙 고수를 요구하는 반면, 딴뜨라는 각각의 모든 개인의 진화 단계에 관계없이 그들의 발전을 위한 배출구를 허락한다는 것이다. 우리가 관능주의자이든 영성주의자이든, 무신론자이든 유신론자이든, 강하든 약하든, 부유하든 가난하든, 우리에게는 우리가 발견해야 하는 길이 있다고 딴뜨라는 말한다.

이것이 딴뜨라의 목표이다. 딴뜨라는 신비로운 성(性), 흑마술(black magic), **싯디**(siddhi 심령적인 힘) 획득, 음탕한 삶 등의 어느 것도 아니다. 이런 것들은 결코 딴뜨라의 목표가 되었던 적이 없다. 딴뜨라가 누군가에 의해 이런 식으로 잘못 해석되었을 수도 있지만, 그것은 전혀 다른 문제이다. 게다가 우리는 순일한 자각을 성취하지 못하여 딴뜨라에 대한 참된 분석을 하지 못한 사람들에게는 거의 의지할 수 없다.

딴뜨라: 마음을 해탈시키기 위한 자유분방한 길

이 목표를 성취하기 위해 딴뜨라 수행자들은 이따금 다양한 방법과 길들을 가지고 실험을 했다. 각각의 사람은 서로 다른 진화 수준에 있기 때문에 모든 사람이 같은 길을 갈 수는 없다는 것이 그들의 믿음이었다. '갑의 약은 을의 독'이라는 말이 있다. 각각의 모든 개인이 거친 관능주의자이든, 심오한 철학자이든, 진보하고 있는 요기이든, 그들을 위한 영적인 길을 포함시키는 것의 필요성을 딴뜨라 수행자들은 깨달았다.

그들은 종종 평범한 눈에는 극도로 거칠고 관능적으로 보일 수 있는 방법으로 실험하기도 했다. 그들이 벌거벗은 여인이나 시체 가까이서 명상하기도 하고, 욕망을 부추기는 다른 많은 행법들에 관여되었기 때문에 이런 행법들은 기괴한 것으로 여겨졌다. 이러한 이유 때문에 많은 사람들이 딴뜨라를 반대하고 비난했으며, 그러한 방법들은 탐닉을 위한 핑계일 뿐이며 어떤 식으로도 영적인 경험을 일으키지 않는다고 느꼈다.

그렇지만 딴뜨라 수행자의 고유한 진지함과 꾸준함은 그렇지 않다는 것을 입증한다. 그가 방종한 성과 술, 그리고 마약으로 실험한다 해도, 심판받는 것은 그 행위가 아니라 그것을 수련하는 그의 정신적인 자각과 태도, 그리고 목적이 되어야 한다. 그가 영을 부르고 흔히 '흑마술'로 일컬어질 수 있는 의례의식을 한다 해도, 그의 행위가 아니라 그렇게 하는 것의 동기를 근거로 그를 비평해야 한다.

이러한 점이 같은 것을 수련할지 모르지만 순전히 관능적인 향락과 물질적인 이익을 위해서 할 수도 있는 평범한 거친 개인과 딴뜨라 수행자의 본질적인 차이다. 이 행법들을 통해 딴뜨라 수행자는 자신의 내면에 있는 강력하고 잠재적인 에너지 세력을 체계적으로 폭발시킨다. 열정, 두려움, 증오, 사랑, 분노 등은 에너지 세력들이며 그는 그것들을 직접 마주 대한다. 제대로 길들여지면 이 에너지 세력들은 보다 높은 많은 경험들로 이끌어줄 수 있다. 명상 중에 그가 집중을 유지할 수 있다면, 그것들은 환영, 꿈, 다양한 소리, 선명한 목소리, 서로 다른 유형의 음악 형태 등으로 나타나며 심지어 사물, 동물, 인간이 나타날 수도 있다.

딴뜨라 수행자의 용감함의 증거는 꺾이지 않고 버틸 수 있는 그의 능력에 있다. 그는 경험에 압도당하지 않으며 두려움에 시달리지도 않는다. 나약한 정신적 기질, 변덕스러운 감정, 산만한 마음을 가진 사람이 그러한 행법이나 비슷한 행법을 한다면, 심령적인 공격 또는 신경 과민한 우울증을 겪거나 심지어 미칠 수도 있다.

두려움과 열정은 에너지 세력 외에 아무것도 아니다. 우리가 일상생활에서 경험하는 감정들은 한 사람을 미치게 만들기에 충분하다. 균형을 유지하지 못해 사람들은 살인, 강간 등과 같은 실성한 행위로

몰린다. 우리 마음이 우리 안에 존재하는 두려움과 열정의 충분한 세력에 직면한다면 무엇이 일어나겠는가? 그것을 다룰 수 있는가? 그렇지만 딴뜨라 수행자는 자기 무의식 안의 경험을 폭발시킬 수 있다. 그는 이 강력한 내면의 힘을 장악하여, 그것을 그 자신이 마음대로 부릴 수 있는 보다 크고 미묘한 힘으로 바꿀 수 있는 것이다.

그렇지만 이 수련들 중 많은 것들이, 평범한 개인이 감당할 수 없는, 탐사되지 않은 마음의 차원들에서 나오는 '환각성의' 경험으로 귀결되었다. 그래서 딴뜨라 수행자들은 수행자의 역량 안에서 점진적인 경험들을 통해 그를 순탄하고 온화하게 이끌어줄 수 있는 다른 행법들을 개발했다. 강력한 내면의 경험에 맞섰을 때 강하고 단호한 사람들을 위한 극단적인 행법들은 제외시킨 것이다. 고급 행법들을 위한 토대를 놓아주는 보다 온화한 이 행법들에는 하타 요가, 끄리야 요가, 자빠, 그리고 땃뜨와 숫디도 포함되어 있다.

딴뜨라 문헌

딴뜨라 문헌에는 이런 것들과 그 밖의 여러 행법들이 분명히 열거되어 있다. 그렇지만 딴뜨라 문헌은 대단히 광대하며 상징, 심상, 신화, 비유로 기록되어 있기 때문에 대부분의 사람들에게는 종종 난해하기도 하다. 이에는 그럴 만한 이유가 있기도 한데, 자신의 본능적인 성질을 제압하지 않은 사람의 손에 있는 딴뜨라 행법들은 어린아이 손에 있는 다이너마이트와 같기 때문이다.

딴뜨라 사다나는 아주 짧은 기간 안에 싯디(심령적인 힘)로 생기는 결과를 보장해준다. 그러나 이 싯디들은 의식의 진화를 위해서는 중요하지 않다. 많은 수행자들이 그로부터 파생되는 이득에 영원히 얽

매어 있기 때문에 오히려 그것들은 종종 장애임이 입증되기도 한다. 그러므로 딴뜨라에서는 오직 진지한 수행자만 그 상징학의 의미를 이해할 수 있도록 이 지식을 속인들에게서 아주 슬기롭게 덮어 감춘다.

모두 64가지의 딴뜨라, 즉 자신의 마음뿐만 아니라 다른 사람의 마음을 제어하는 법, 불멸을 얻는 법, 생식력과 성적인 용감함을 성취하는 법 같은 다양한 과학을 취급하는 딴뜨라에 관한 교전들이 있다. 유명한 주석가 바스까라야(Bhaskaraya)는 이 목록에 8가지 교전을 더 포함시켜 총 72가지의 딴뜨라를 만들었다. 딴뜨라 과학은 아주 다양해서 모든 사람을 위한 길이 있다. 심지어 전혀 '영적'이지 않은 사람도 자신의 의식을 확장시킬 수 있는 길을 찾을 수 있다.

딴뜨라 교전들과 더불어 뿌라나(Purana)도 딴뜨라 과학을 다루고 있다. 뿌라나는 대부분 비유적이며, 많은 딴뜨라 행법들은 신화의 옷을 입고 한층 더 변장되었다. 뿌라나는 데바(deva 신성한 존재)들과 락샤사(rakshasa 악마적인 존재)들의 삶과 그들에 대한 전설을 찬양하며, 그 다채로운 이야기들을 통해 우리는 딴뜨라의 길로 인도된다. 땃뜨와 숫디 행법이 공표된 것은 바로 《스리마드 데비 바가바땀*Srimad Devi Bhagavatam*》과 《마하니르바나 딴뜨라*Mahanirvana Tantra*》에서이다.

샥띠 예배

그렇지만 딴뜨라 학생은 처음에 한 가지 중요한 사실, 즉 비록 편재하는 실재를 인정한다 해도, 딴뜨라 과학은 또한 **쉬바**(의식)와 **샥띠**(에너지)라는 이원적인 면의 존재에 대한 엄밀한 신앙에 경의를 표하며 그 신앙을 유지한다는 점을 알게 될 것이다. 쉬바는 제약되지 않은 순수한 의식으로 존재하는 정적인 원리이지만, 비활성으로 남아 있는 쉬바가 행위하도록 동기를 부여받는 것은 오직 동적인 원리인 샤띠의 명령에 의해서이다.

이것은 쉬바의 **딴다바 느리띠야**(Tandava Nritya 쉬바의 춤)—이 말을 본떠 쉬바에게 나따라자(Nataraja)라는 이름이 붙여졌다—로 상징된다. 쉬바의 모든 면에는 상응하는 샤띠의 면이 있다. 쉬바가 샴부(Shambhu)이면 샤띠는 샴바비(Shambhavi), 쉬바가 마헤쉬와라(Maheshwara)이면 샤띠는 마헤쉬와리, 쉬바가 바이라바(Bhairava)이면 샤띠는 바이라비, 쉬바가 루드라(Rudra)이면 샤띠는 루드리이다. 쉬바와 샤띠는 모든 수준에서 보완적이다.

이 개념으로부터 **샤따**(Shakta 샤띠를 편재하는 실재로 여기는, 샤띠 철학의 추종자)로 알려진 종파가 생겼다. 사실, **샤따 뿌라나**에서는 궁극적인 실재가 남성인지 여성인지에 대한 의문이 생긴다. 우주의 창조자는 오직 여성일 수 있는데, 창조는 남성이 아니라 여성의 고유한 원리이기 때문이라고 샤따들은 만장일치로 주장한다. 샤띠 예배는 딴뜨라의 영향력 아래서만 그 절정에 도달했다. 베다 신학은 남성 지향적이었으며 여신들 또는 샤띠들은 주변적인 역할만 부여받았다. 딴뜨라에서는 그렇지 않다.

모든 딴뜨라 행법들은 여성 또는 음의 원리인 고유한 샤띠(에너지)를 각성시키기 위해 고안되었다. 이 에너지를 각성시키지 않으면 의식은 결코 현현할 수 없다. 이것이 딴뜨라의 주장이며 오늘날 과학은 딴뜨라의 주장조차 증명하고 있다. 현대 물리학에 따르면, 물질과 에너지는 상호 전환이 가능하다. 딴뜨라는 한걸음 더 나아가 물질과 에너지 그리고 의식이 상호 전환 가능하다고 말한다. 그러나 물질은 에너지라는 매개가 없이 순수한 의식으로 변형될 수 없다. 그러므로 딴뜨라에서는 샥띠가 쉬바와 동등하다.

몸에서의 쉬바/샥띠의 현현

샥띠와 쉬바의 이런 면들(에너지/의식)은 추상적인 것이 아니라 몸/마음 구조의 틀 안에 존재하는 생생한 현실이다. 에너지의 가장 미묘한 현현을 나타내는 샥띠는 척추 뿌리에서 뱀처럼 똬리를 틀고 있으며 **꾼달리니**로 알려져 있다. 반면에 쉬바 또는 의식은 정수리에 있는 사람의 최고 진화중추인 **사하스라라 차끄라**(sahasrara chakra) 영역에 있다고 딴뜨라는 말한다.

그렇지만 감각경험에 의해 관장되는 몸/마음의 거칢 때문에 이 두 힘은 대다수의 사람들에게는 잠복되어 있다. 잠재적인 꾼달리니 세력을 각성시키기 위해서는 **쁘라나**(생명에너지 세력)가 있는 영역에서 쁘라나의 양과 질을 강화시킬 필요가 있다.

일단 각성되기만 하면 꾼달리니는 사하스라라 영역에서 쉬바 또는 의식과 결합하기 위해 위로 보내져야 한다. 상승하는 동안 꾼달리니 샥띠는, 에너지 창고인 여섯 가지 에너지 회로(차끄라)를 지나며 그리하여 각 차끄라들에게 압력을 가한다. 이 차끄라들은 **나디**(nadi 에너지 통로)들의 교차점이며, 거친 것에서 미묘한 것에 걸치는 다양한 주파수로 진동한다. 차끄라들 안에는 일상생활에서 부분적으로 현현하는 잠재적인 창조력들이 내재되어 있다. 그것들의 충분한 잠재력은, 꾼달리니 샥띠가 쉬바와 결합하기 위한 여정에서 그것들을 관통할 때만 각성될 수 있다.

딴뜨라 사다나의 기초

딴뜨라 사다나의 정수는 **우빠사나**(upasana 예배)의 세 단계로 분류될 수 있다. 모든 행위는 아무리 세속적일지라도, 우리 자신 안에 있거나 우주에 충만한 보다 높은 세력에게 바쳐지면 의미를 가지며 우리 자신의 자각을 변형시킬 수 있는 매개가 된다고 딴뜨라 수행자들은 믿고 있다. 이 세 가지 우빠사나 단계는 다음과 같다.

- **슛디**(Shuddhi): 거친 원소, 미묘한 원소, 심령적인 원소의 정화
- **스티띠**(Sthiti): 원소들을 정제 또는 정화시킴으로써 성취되는 집중을 통해 이루어지는 각성
- **아르빠나**(Arpana): 자신 안에 있는 보다 높은 세력과의 통일, 또는 우주의식 각성

그리하여 슛디는 **바마차라**(vamachara) 행법에 근거를 둔 사다나이든 **까울라차라**(kaulachara) 행법에 근거를 둔 사다나이든 아니면 **베다차라**(vedachara) 행법에 근거를 둔 사다나이든, 모든 딴뜨라 사다나의 기초이다. 바마차라, 까울라차라, 베다차라는 딴뜨라 사다나의 세 가지 주된 범주들이며, 영적 수련과 진화의 통합적인 부분으로서의 슛디의 필요조건을 모두 강조했다.

딴뜨라에서의 땃뜨와 슛디

딴뜨리즘은 아주 많은 이질적 원소들의 혼합 때문에 인도 철학의 가장 두드러지고 혁명적인 면들 중 하나로 주목되었다. 그러므로 영적인 경험을 추구하는 수행자가 적합한 길을 찾기 위해 딴뜨라 문헌을

쉽게 탐구할 수 있다는 것은 놀라운 일이 아니다. 땃뜨와 슛디 행법은 딴뜨라 문헌이라는 이 폭넓은 출처에서 파생되었다.

딴뜨라 행법들은 성스런 신앙형식, 상징주의, 의례지향적인 행법들의 집중적인 사용으로 비딴뜨라 행법들과 쉽게 구분될 수 있다. 외적인 예배와 의례는 보다 높고 보다 미묘한 세력들을 불러낼 수 있는 적합한 환경을 창조하기 위해 딴뜨라에서 필수적인 것으로 여겨진다. 이 의례들은 밀교적인 사다나를 통해 폭발되는 내적인 세력들을 상징화하기 위해 조심스럽게 선택되며, 때로 여러 시간 동안 지속되기도 하는 세세한 과정이다.

이 책에 서술된 땃뜨와 슛디 행법은, 나중에 논의되는 **니야사**(nyasa 몸의 신성화), **쁘라나 쁘라티쉬따**(prana prathishta 생명과 힘을 만달라 속으로 넣기), **빤초쁘차라**(panchopchara 땃뜨와에 대한 예배에서 바쳐지는 다섯 가지 요소), **자빠**(japa 만뜨라 암송)를 포함하는 딴뜨라 예배의례에서 취한 것이다. 재바르기, 단식 같은 현교(顯敎)적인 의례와 얀뜨라·만달라의 시각화 형태로 된 밀교(密敎)적인 의례의 폭넓은 이용 때문에, 땃뜨와 슛디가 딴뜨라 사다나에서 나왔다는 것을 알아차리기는 쉽다.

땃뜨와 슛디에 대한 언급은 많은 딴뜨라에서 찾을 수 있는데, 그것은 모든 밀교적인 사다나의 필수적인 부분이기 때문이다. 64가지 딴뜨라 가운데 하나인 **땃뜨와 삼바라**(Tattwa Sambara)에는 원소를 나타나게 할 수 있는 방법에 대한 서술이 있다. 《마하니르바나 딴뜨라》도 이 행법을 딴뜨라 우빠사나(예배)의 일부로 열거하고 있다. 특히 데비의 영광을 찬양하는 샥따 뿌라나인 《스리마드 데비 바가바땀》에는 이 행법이 충분히 상세하게 제시되어 있다.

땃뜨와 슛디가 영적인 경험을 전개시키는 기본적인 원소들을 정제시키기 때문에 보다 높은 경험을 향한 필요 단계라는 것을 딴뜨라 교전들뿐만 아니라 이런 것들도 강하게 주장하고 있는 것이다. 오늘날 우리는 물질이 의식의 연장일 뿐이라는 것, 또는 물질은 의식이 취한 일면이라는 것을 자각해 가고 있다. 그리하여 물질이 없는 의식의 광휘를 경험하기 위해서는 무엇보다도 먼저 의식이 현현한 것을 정제하는 것이 필요하다. 이 정제과정은 땃뜨와 슛디를 통해 촉진된다.

물질의 경험을 초월하기 위해서는, 채택하는 행법이 마음·몸·의식에 관련된 원리들에 대한 철저한 지식에 근거해야 한다. 의식은 우리 존재의 전체 구조를 구성하는 땃뜨와들을 관장하는 고유한 법칙들 때문에 물질을 초월할 수 없다. 땃뜨와 슛디는 이 원리들에 대한 아주 심오한 이해에 근거하고 있으며 땃뜨와들의 거칢과 밀도를 개조하는 것을 목표로 삼는다.

땃뜨와 슛디는 에너지와 의식의 빛을 경험하는, 딴뜨라 사다나에 의해 정해지는 목표 성취를 향한 굳건한 행보이다. 모든 물질이 의식으로부터 진화했다고 말하는 것만으로는 충분하지 않다. 진실은 지적인 지식으로 깨달을 수도, 철학적인 추론에 의해 증명될 수도 없다. 영적인 진리를 이해할 수 있는 역량을 이끌어낼 수 있는 것은 오직 수련과 개인적인 경험을 통해서만 가능하다.

딴뜨라에서 크게 강조되는 개인적인 경험은 땃뜨와 슛디 행법을 통해 가능해진다. 마음 앞에 놓이는 풍부한 심상은, 자연에 존재하는 모든 것이 에너지와 의식의 일부라는 것을 암시하기 위해 신중하게 선택되었다. 자신의 몸의 각 부분이 샥띠를 통해 작용하고 있으며, 각 땃뜨와가 거친 비활성 물질로서가 아니라 의식을 나타내는 샥띠의 형태로 보일 때까지, 계속적인 수련으로 그것이 신성화된다는 것을 깨닫는 법을 사다까는 배운다.

물질에 꽁꽁 갇혀 있는 이 에너지는 땃뜨와 숫디 행법을 통해 방출·변형된다. 에너지는 몸에서 쁘라나 흐름으로 진동하며, 이 흐름이 증가되면 보다 높은 경험을 각성시킨다. 쁘라나의 흐름을 증가시키기 위한 여러 가지 요가 행법들이 고안되었지만, 땃뜨와 숫디는 쁘라나의 증가와 변형을 모두 참작한다.

땃뜨와 얀뜨라에의 내적인 집중을 통해 우리는 쁘라나의 수준을 고조시킬 뿐만 아니라 차끄라들에도 직접 영향을 주고 있다는 점을 이해하는 것 또한 중요하다. 각 땃뜨와는 특정한 차끄라와 밀접하게 연결되어 있으며 이는 다시 꾼달리니의 각성과 사하스라라로의 상승을 위한 기초를 마련한다.

딴뜨라 사다나는 수행자의 진화수준에 근거하여 그에게 주어진다. 그리하여 **스툴라**(sthoola 통속적인), **숙쉬마**(sukshma 미묘한), **빠라**(para 초월적인)로 알려진 세 단계의 사다나가 있으며, 이 각각의 단계는 점진적으로 절정을 이루어 다른 단계가 된다. 모든 형태의 **뿌자**(pooja 예배)뿐만 아니라 아사나(asana), 쁘라나야마(pranayama), 무드라(mudra), 반다(bandha) 같은 서로 다른 쁘라띠아하라 방법들도 스툴라 사다나로 분류될 수 있다. 스툴라 사다나 방법들의 완성 결과로 전개되는 숙쉬마 사다나는 만뜨라나 상징 또는 **이쉬따 데바따**(ishta devata 개인적인 상징)에의 **다라나**(dharana 집중) 과정으로 칭해질 수 있다. 이것은 사마디에서 절정을 이루는 빠라(최고) 사다나로 여겨지는 **디아나**(dhyana 명상) 단계로 수행자를 점점 이끌어준다.

땃뜨와 숫디는 숙쉬마 사다나의 범주에 속하며, 그리하여 보다 높은 행법들의 전개를 위해 필요한 연결고리를 제공해준다. 그것은 몇 년 동안 요가를 진지하게 수련해온 사람의 역량 안에 있다. 수행자의 몸과 마음이 쁘라띠아하라 단계들에서 충분히 준비되어 마음이 쉽게 내면화되면, 땃뜨와 숫디는 집중(다라나)을 발전시킨다. 이 행법의 완성은, **땃뜨와 갸나**(tattwa jnana 형상 뒤에 있는 미묘한 본질에 대한 깨달음)로 수행자를 이끌어주는 자생적인 디아나(명상)를 촉진시켜준다.

2. 땃뜨와 숫디 개론

사람의 육체는 눈으로 인식할 수 있는 이상이라는 것, 사람은 살과 피 그리고 뼈 이상이라는 것, 그것은 우주의 모든 물질처럼 몸과 마음을 구성하기 위해 결합되는 많고 거친 원소들과 미묘한 원소들의 복합체라는 것을 수천 년 동안 요기들은 언급해 왔다.

오늘날 과학은 이 주장을 실증하고 있다. 현대기술의 도래로 과학은 물리학의 경계를 넘어 형이상학의 영역으로 여행했다. 그것은 이제 물질이라는 건축용 블록이 사실은, 우리가 물질이라고 부르는 것을 형성하기 위해 특정한 패턴들로 움직이는 수백만 개의 전자, 중성자, 양성자로 이루어져 있다는 것의 가능성을 포함한다. 이는 그것들을 **아누**(anu)와 **빠라마누**(paramanu)라고 한 요기들에게 알려져 있었다.

이것이 사실이라면 우리는 물질세계는 존재하지 않는다는 이론, 우리 집의 벽이나 의자 또는 TV처럼 생생하고 실재하며 우리가 온전한 것으로 인식하는 것이 사실은 물질을 구성하기 위해 서로 다른 주파수와 진동수준에서 움직이는 고도로 충전된 에너지 입자들의 장이라는 이론을 우리 믿음의 근거로 삼아야 한다. 이것이 바로 요기들이 고대 이래 정확히 말해오고 있는 것이다.

이것은 물질 안에서 반향하고 있는 원자들과 분자들의 주파수까지 자신의 심령적인 주파수를 끌어올릴 수 있는 요기가 어떻게 그것을 꿰뚫어볼 수 있는가를 설명해준다. 그에게 물질은 장애로 존재하지 않는다. 그는 에너지가 충전된 입자들을 인지할 뿐인 것이다. 인도에서는 **싯다**(siddha 완벽한 요기)가 거기에 가지 않고도 자신의 방과 인접한 방에서 일어나고 있는 일을 알 수 있다는 것에 대한 여러 실험이 행해졌었다.

과학은 오늘날 원자의 핵을 탐사하여 물질을 에너지로 변형시켰다. 수천 년 전에 요기들은 몸과 마음이라는 실험실 안에서 자신들 존재의 핵을 폭발시켜, 인간이 에너지 또는 쁘라나로 이루어져 있다는 것을 주장했다. 이 에너지는 다양한 주파수로 진동하며 나중에는 농축되어 육체를 형성한다.

과학이 물질의 영역을 초월하여 형상 뒤에 있는 에너지를 발견했다는 사실은 의심할 바 없이 중요한 약진이다. 그렇지만 에너지는 최종 현현 단계가 아니다. 에너지 너머에는 우주에서 일어나는 모든 것을 책임지는 의식이 있다. 모든 물질뿐만 아니라 육체가 진화한 것도 바로 의식으로부터이다.

과학은 현재로서는 이 생각을 충분히 간파하며 그 가능성에 대해 곰곰이 탐색을 시작했을 뿐이다. 하지만 모든 형태의 창조물에서 의식의 역할을 탐색하기 시작한 과학자들의 집단이 있다. 산출되는 결과가 관찰자의 의식에 의해 영향을 받기 때문에, 같은 조건 하의 한 실험실에서 두 사람에 의해 행해진 실험이 필연적으로 같은 결과를 낳지 않을 수 있다고 그들은 말했다. 그리하여 의식은 영향을 주는 요소가 되며, 실험자는 더 이상 관찰자로 칭해질 수 없다. 오히려 그들은 소극적인 참여자인 것이다.

그러므로 객관적인 분석만으로는 불완전하며, 실험실들에서 만들어내는 물질과 에너지에 대한 모든 이론을 최종적이거나 절대적인 것으로 여겨서는 안 된다. 그 결과는 관찰자의 의식에도 달려 있으므로, 의식이 작용하고 있는 통로인 그의 능력들이 충분히 정제되지 않았거나 보다 높은 주파수들에 동조되지 않았을 수도 있다. 그 경우에 의식은 그 자신의 잘못된 인식에 따라 모든 정보를 해석할 것이다.

반면에 요기들은 오래전에 계속적인 내적 탐구를 통해 물질과 에너지 그리고 의식 사이의 관계와 상호 변화 가능성을 발견했다. 그들은 의식이 물질로 농축되는 에너지로 현현한다고 말했다. 물질이 없는 이 의식을 경험하고 싶다면 진화 과정을 그 본래의 원인으로 되돌려야 할 것이다. 이는 정화를 통해 마음과 몸에 있는 외부로부터의 요소들을 없앰으로써 성취된다. 땃뜨와 숫디가 사다나로서 효과적이 되는 것은 바로 여기에서이다.

행법 요약

몸과 마음을 구성하고 있는 미묘한 원소들의 정화와 변형은 자기성찰과 명상을 통해 일어난다. 땃뜨와 숫디는 동적인 형태의 명상과 자기성찰이다. 그것은 하나의 상징에 몇 시간씩 집중해야 하는 소극적인 명상 수련이 아니다. 또한 수련 중에 생기는 이미지들에 마음이 익숙해지는 것을 쫓지도 않는다. 반대로 그것은 풍부한 심상의 엄청난 잠재력에 대한 마음의 몰입에 의해 자생적인 집중을 북돋우기 위해 추상적인 정신적 창조성을 요구한다.

땃뜨와 슛디 수련을 통해 내적인 자각은 **땃뜨와 얀뜨라**(tattwa yantras 원소들의 기하학적 도해), **빠빠 뿌루샤**(Papa Purusha 죄 많은 사람), **쁘라나 샥띠**의 만달라(창조적인 에너지의 형태)를 창조하기에 쉽사리 빠져든다. 따라야 할 일정한 기본 지침들이 있지만, 엄청나게 공급되는 고유한 원시적 심상을 창조하여 활용할 수 있는 충분한 여지가 있다.

수련에서는 먼저 원소들에 대한 정신적·심령적인 자각과 몸에서 그것들 각각에 해당하는 얀뜨라들을 창조한다. 우리는 하나의 땃뜨와가 또 다른 것으로부터 출현하는 과정을 목격하며, 그리하여 보다 미묘한 존재의 층들을 더욱더 깊이 탐구한다. 내면에서 보편적 또는 우주적인 에너지를 발견한 뒤에, 그 세력은 내면의 불균형을 몰아내기 위해 이용된다.

자신 안의 불균형 문제에 보다 높은 자각수준으로부터 접근하는 것은 그 세력들을 조화시키는 것을 더 쉽게 만들어주는데, 강인하고 강력해진 마음을 통해 그것을 하고 있기 때문이다. 이 변화 뒤에는 육체의 원소들을 역순으로 재창조한다. 수련은 그 다음에 쁘라나 샥띠 자체의 영시(靈視)에서 절정을 이룬다. 지식과 행위가 일어나게 하는 것은 바로 땃뜨와들, 까르멘드리야(karmendriya)들, 갸넨드리야(jnanendriya)들을 통해 작용하는 쁘라나이며 그러므로 쁘라나는 경배를 받는다.

수련의 절정은 **바스마**(bhasma 재)를 바르는 것이다. 바스마를 바르는 것과 쁘라나 샥띠 영시의 의의에 대해서는 나중에 다루어질 것이다. 그럼에도 불구하고, 그것들을 종교적인 견해들과 혼동해서는 안된다는 것을 처음부터 알아야 한다. 땃뜨와 숫디는 딴뜨라 과학의 행법이며 종교와는 아무 관계가 없다.

까르마와 **디아나**(행위와 명상)가 **목샤**(moksha 해탈)로 이끌어준다는 것을 《스리마드 데비 바가바땀 뿌라나*Srimad Devi Bhagavatam Purana*》와 《우빠니샤드*Upanishad*》에서 분명히 말하고 있다. 그것들은 새의 두 날개와 같다. 두 날개가 새를 땅에서 날아오르게 해주는 것처럼, 까르마와 디아나는 자각을 따마식한 상태로부터 보다 높은 상태로 데려가기 위해 필요하다. 땃뜨와 숫디에서 명상은 땃뜨와 얀뜨라에, 그리고 **치다까샤**(chidakasha 감은 눈앞에 있는 심령적인 공간)에서 창조되는 다른 시각적 형태들에 집중함으로써 성취된다. 까르마는 재를 바르는 것과 단식을 통해 이루어진다.

딴뜨라의 기본적인 믿음들은 땃뜨와 숫디 행법에서 분명히 알 수 있다. 먼저 이 행법은 우리의 몸과 마음을 탄생시킨 우주적인 에너지 원리인 쁘라나 샥띠에 대한 **우빠사나**(경배)이다. 샥띠의 힘이 없으면 풀잎 하나도 움직일 수 없기 때문에, 샥띠 예배는 딴뜨라 우빠사나의 불가피한 부분으로 여겨진다. 게다가 전통적인 땃뜨와 숫디 행법은, 예배행위를 따르는 외부적인 의례와 보다 높은 실재에 대한 내적인 경외의 태도를 모두 수반한다.

둘째, 행법은 딴뜨라의 기본 도구들, 즉 '흑마술'에서부터 바마 마르가, 딴뜨라 음악·미술·건축, 또는 단순히 요가 행법들까지, 딴뜨라의 각각의 모든 면에 존재하는 얀뜨라, 만달라, 만뜨라를 활용한다. 이 도구들은 예리한 집중을 개발하며 땃뜨와 숫디의 필수적인 부분이다. 땃뜨와 숫디는 명상과 고급 밀교행법들의 도우미로나 그 자체로 완전한 사다나로서 이용될 수 있다. 행법의 목적은 순전히 영적이지만, 존재의 모든 영역에서 틀림없이 이익을 경험할 수 있다.

행법의 전제조건들

땃뜨와 숫디를 수련하기에 가장 자격 있는 사람은 하타 요가와 아자빠 자빠(ajapa japa)를 통해 충분히 몸과 마음을 훈련시킨 사람이다. 수행자는 안정된 자세, 되도록 싯다아사나(siddhasana)나 싯다 요니 아사나(siddha yoni asana) 또는 빠드마아사나(padmasana)로 한 시간 동안 앉도록 요구되며, 그 시간 동안 마음이 흐트러지거나 바깥으로 향해서는 안 된다. 이는 수행자가 땃뜨와 숫디 수련을 시작하기 전에 건강한 몸과 마음을 가지고 있어야 한다는 것을 뜻한다. 육체적인 병으로 고생하고 있는 사람은 행법을 수련해서는 안 된다. 병이 치료될 때까지 기다리는 것이 더 좋다.

땃뜨와 숫디는 다라나 체계이며, 다라나 상태가 쉽게 성취되도록 수련을 시작하기 전에 마음을 내면화시키는 것이 필요하다. 수행자는 땃뜨와 숫디 수련 이전에 쁘라나야마나 뜨라따까(trataka)를 통해 **쁘라띠아하라**(감각회수)를 일으켜야 한다고 《스리마드 데비 바가바땀 뿌라나》에서 권하는 것은 바로 이 때문이다.

땃뜨와 숫디 사다나는 몸에서의 차끄라들의 위치, 수슘나에 있는 쁘라나의 상승·하강 통로, **아자빠 자빠**(만뜨라 암송), 그리고 그 밖의 관련 요가 행법들에 대한 기본적인 지식을 요구한다.

이 전제조건들 외에 사다까의 태도(바바 bhava)도 모든 딴뜨라 사다나에서 중요한 요소인데, 정화가 강화되는 것은 바로 내적인 태도를 통해서이기 때문이다. 헌신, 개방된 마음, 수용의 태도를 가지고 있다면 수련 효과는 훨씬 더 크다. 폐쇄된 마음은 결코 통일성을 경험하지 못한다. 그것은 영적인 경험의 장애인 편견의 경계 안에 잡혀 있다.

땃뜨와 슟디에서는 집요한 지능을 극복하고 내적인 신앙과 확신의 결과인 헌신을 개발하는 것이 필요하다. 헌신의 바바가 없으면 영적인 사다나는 단순한 에고의 행위로 전락하며, 결국엔 수련을 통해 달성되는 고양시켜주는 경험을 파괴한다.

3. 땃뜨와 슛디: 정화과정

땃뜨와(tattwa)라는 말은 '그것(that)'을 뜻하는 tat와 '~임(ness)'을 뜻하는 twa의 두 음절로 나누어진다. 그러므로 땃뜨와는 '그것임(thatness)'을 의미하며, 이는 나아가 '존재의 느낌을 창조하는 정수'로 이해될 수 있다. 땃뜨와는 경전들에서는 부따(bhuta)로도 알려져 있다. 부따는 광범위한 함축성을 가지고 있는 또 다른 산스끄리뜨 용어이지만, 그 의미가 땃뜨와와 부분적으로 일치하기 때문에 두 단어는 동의어로 사용된다. 다섯 가지 원소는 흔히 **빤차 마하부따**(pancha maha-bhuta)나 **빤차 땃뜨와**로 일컬어진다.

숫디는 정화의 행위이며 사다나는 완성의 행위이다. 그러므로 땃뜨와 숫디 또는 부따 숫디 사다나는 '존재의 느낌을 창조하는 정수의 정화를 완성시키는 것'으로 가장 잘 이해될 수 있다. 그리하여 그것은 몸을 구성하는 땃뜨와들의 미묘한 정수뿐만 아니라 그 원소들에 관련된 근간적인 의식도 정화시키는 과정이다.

궁극적인 경험은 많은 순수함의 단계들에 의해 선행된다는 것을 딴뜨라 전통은 믿고 있다. 종교나 도덕 또는 윤리적인 의미에서의 순수함이 아니라 몸과 마음이라는 실험실에서 창조되는 과학적인 과정으로서의 순수함이다. 딴뜨라들은 다음과 같이 땃뜨와 슛디(미묘한 원소들의 정화)에 대해 이야기한다. **쁘라나 슛디**(활력 원소들의 정화), **칫따 슛디**(심리적인 원소들의 정화), **데바 슛디**(신성한 원소들의 정화), **아뜨마 슛디**(무의식을 구성하는 원소들의 정화). 이 행법들 각각은 에너지의 폭발, 그리고 물질로부터 의식의 분리와 관련된다. 참된 영적 경험이 시작되는 것은 이것이 일어날 때뿐이라고 딴뜨라는 주장한다.

도공이 자신의 예술작품을 불타는 가마에 굽듯이, 땃뜨와 슛디는 보다 높은 행법들을 통해 만나게 되는 사나운 길에 대비해 수행자를 준비시킨다. 바마 마르가, 다끄쉬나(dakshina) 마르가, 까울라 마르가, 하타 요가, 끄리야 요가, 꾼달리니 요가, 라자 요가 이 밖의 그 어떤 요가를 수련하든 사다나에서의 진보에 여세를 가하기 위해서는 땃뜨와 슛디를 병합시켜야 할 것이다.

정화의 의미

땃뜨와 슛디 사다나를 통해 우리는 땃뜨와(원소)들, 그리고 감각과 그에 연결된 인식도 정화한다. 청각과 청각신경은 만뜨라 암송으로 정화되며, 시각과 시각신경은 얀뜨라와 만달라를 바라봄으로써 정화된다. 촉각과 촉각신경은 앙가 니야사(anga nyasa)와 까라 니야사(kara nyasa)를 통해 바스마를 바름으로써 정화된다. 후각과 후각신경은 쁘라나야마로 정화되며, 미각과 미각신경은 단식이나 삿뜨왁한 음식물로 정화된다.

그렇지만 땃뜨와 슛디를 통한 정화를 육체적인 정화로만 인식해서는 안 된다. 그런 의미의 정화는 이해력이 없는 사람들만을 위한 것이다. 딴뜨라는 마음의 거친 수준, 미묘한 수준, 원인적인 수준에서의 순수함을 더 크게 강조한다. 육체적인 순수함은 거친 몸에만 관련 있기 때문에 그것만으로는 수행자를 더 높은 차원들로 데려다주지 못한다. 거친 몸 너머에는 마음의 숨겨진 층들에 관련된 다른 여러 몸들(존재 수준들)이 있다.

이것들은 의식적인 마음의 수준에서 **상깔빠**(sankalpa 생각)와 **비깔빠**(vikalpa 역생각)를 창조하는 **삼스까라**(samskara 잠재된 인상)들의 영향을 받게 되어 있다. 그 수준들에서의 모든 부조화는 각각의 몸들로 즉시 전해진다. 마치 육체의 병이 몸에 대한 태만과 부주의에서 생기듯이, 우리가 삶과 함께 느끼고 생각하고 반응하고 상호작용하는 방식에서의 부주의를 통해 **숙쉬마 샤리라**(sukshma sharira 미묘한 몸)와 **까라나 샤리라**(karana sharira 원인적인 몸)에 쌓이는 미묘한 '병들'과 원인적인 '병들'이 있다.

우리는 육체의 병과 싸우는 법은 배웠다. 그렇지만 우리 존재의 다른 차원들과 관련된 병들은 어떻게 처리할 것인가? 이 병들은 미묘하며 간접적으로 나타난다. 그것들은 두려움, 근심, 노이로제, 정신병, 우울증, 분노, 좌절로만 감지된다. 이런 감정들이 일어나면 의식적인 수준뿐만 아니라 마음과 몸의 더 깊은 수준들에도 영향을 준다. 이것들은 손에 닿지 않기 때문에 영구적인 치료책을 찾을 수 없으며 계속 축적되어 우리의 삶과 인격을 점점 흔들어놓는다.

몸은 마음의 연장이다. 몸과 마음은 밀접하게 상호 연결되어 있기 때문에 마음과 관련해서는 몸의 한계들을 쉽게 규정할 수 없다. 이는 그것들이 서로 영향을 주고받도록 상호의존성을 일으킨다. 그리하여 대부분의 병은 성격상 정신신체적이거나 신체정신적인 것이다. 그 결과 육체적인 이상의 영향은 궁극적으로 마음을 동요시키고, 정신적인 이상은 육체의 병을 일으킨다.

마음은 신체작용을 관장하는 요소이기 때문에 육체적인 수준뿐만 아니라 정신적인 수준에서도 정화를 목표로 삼는 것이 필요해진다. 병원체나 바이러스가 생겨 새끼를 치는 것은 바로 마음에서이다. 그래서 정화에 대해 이야기할 때는 무엇보다도 먼저 마음의 서로 다른 층들에 관련하여 그것을 이해해야 한다. 이 점에 있어서 정신적인 정화가 무엇인지 이해하도록 하자. 그것은 단지 연민, 자비, 진리 같은 미덕들을 깨치는 것일 뿐인가, 아니면 이런 미덕들조차 초월하는 마음의 정화가 있는가?

딴뜨라가 그 밖의 철학들과 다른 입장을 취하는 것은 바로 이 이론에 대한 설명에서이다. 딴뜨라는 그 어떤 행위나 생각도 자체로는 불순하지 않다고 믿는다. 불순함은 잘못된 인식과 판단에 있다. 선과 악은 변덕스러운 사회의 편견 위에서가 아니라 형이상학적인 진리를 근거로 판단할 수 있다. 개인적인 사다나를 통해서 불순함, 그리고 그것과 싸우는 법을 이해하는 것이 가능해진다.

마음의 보다 미묘한 수준에서의 정화가 없으면 보다 높은 자각 상태들을 달성하는 것이 불가능하다. 생각/역생각으로 흐트러지는 마음은 결코 예리함과 집중을 성취할 수 없기 때문이다. 마음을 동요시키는 이러한 경향들은 몸에서의 쁘라나 흐름을 조화시키거나 지능과 에고를 의식으로부터 분리시켜 우리가 경험자와 목격자(사끄쉬 sakshi)가 됨으로써 줄어들 수 있다.

원소들의 정화

땃뜨와 슷디는 가장 거친 수준에서부터 가장 미묘한 수준까지의 정화과정을 다룬다는 점에서 독특하다. 땃뜨와 슷디 사다나에서 정화의 첫걸음은 목욕하여 육체를 깨끗이 하는 것, 바스마(재)를 바르는 것, 단식, 음식물 조절이다. 수행자는 이런 현세적인 행위에 대해서도 특별한 태도를 취해야 하는데, 딴뜨라 수행자는 인생의 모든 면이 보다 높은 자각과 통합되어야 한다고 믿기 때문이다. 앉고, 이야기하고, 머리를 빗고, 몸을 씻는 등 우리가 모든 행위를 하는 방식도 마음의 내적인 상태를 반영한다. 그러므로 땃뜨와 슷디의 정화과정은 한두 시간의 명상 시간에만 국한되는 것이 아니라 24시간 전체에 미친다.

땃뜨와 슷디 사다나에서의 이 첫 정화단계는 수련상의 규율로서가 아니라 자각을 고조시키기 위한 방법으로 이해해야 한다. 그로써 이 행위들은 존재의 내적인 조화와 기쁨을 반영할 것이다.

더 미묘한 정화수준인 다음 단계는, 원소들을 생성시킨 마음과 쁘라나의 세력들을 통해 영향을 받는다. 이 잠재된 내적 힘들은 각성되어 땃뜨와들의 보다 미묘한 면의 정제를 위해 보내진다. 다른 모든 수준에서뿐만 아니라 미묘한 수준에서 땃뜨와의 정제도 에너지를 증가시켜, 땃뜨와들이 조화로운 주파수로 진동하게 한다. 이는 깊은 내적 자각으로 이끌어주는 평정과 평형의 상태를 촉진시킨다.

그렇지만 땃뜨와들에 의해 구성되는 원인적인 수준은 의식적인 마음과 생각의 영향을 받지 않기 때문에 정화시키기가 가장 어렵다. 그것은 이 수준에서의 변화를 일으킬 수 있는 집중된 에너지의 강력한 세력을 요구하는데, 땃뜨와 비자 만뜨라들의 암송과 그 해당 얀뜨라들의 시각화를 통해 땃뜨와 슷디에서 달성할 수 있다. 이 얀뜨라들은 원인적인 몸과 무의식적인 마음에 대한 깊은 영향력을 가지고 있으며, 무제한의 의식의 경험을 방해하는 뿌리 깊은 삼스까라들과 원형들을 제거할 수 있다.

우리가 자신을 깨끗이 하기 위해 매일 아침 목욕하듯이, 사다나는 객관적인 경험의 불순물을 청소하는 영적인 목욕과 같다. 땃뜨와 슛디는 경험적인 자아가 초월적인 자아 속으로 철저히 융합되는 차원에서의 정화를 목표로 한다. 이것만이 딴뜨라에 따른 정화이다.

4. 딴뜨라 예배의 일부로서의 땃뜨와 슛디

헤라클레이토스와 파르메니데스로부터 시작되는 그리스 사상가들의 지침에 의해 크게 영향을 받은 서양의 사상 조류는 지배적으로 객관적이어서 주관적인 내적 경험을 신뢰하지 않는다. 오늘날 이 개념은 의식과 주관적인 경험이 우주의 본질을 결정하는 데 필요한 요소들이라는 생각으로 바뀌고 있다. 반면에 딴뜨라는 주관과 객관 사이의 이 예리한 구분을 무시하면서 우주에 대한 사람의 내적인 주관적 경험의 깊은 이해를 통해 전자를 후자 속으로 융합시켰다. 그리하여 의례가 단지 상징적인 행위만이 아니라 우주적인 사건들의 법규이기도 하다는 것을 암시했다.

딴뜨라의 풍부한 심상과 의례적인 부분이 대단히 복잡한 현교적·밀교적인 상징들의 그물망 속으로 점점 발전한 것은 바로 이 관념에서부터이다. 모든 밀교적 경험에 대해서는 그에 상응하는 현교적 행위가 개발되었는데, 그것은 주관적·객관적 경험이 우리가 상상할 수 있는 것보다 더 많은 방식으로 상호 관련되어 있는 과학적 원리 위에 세워진 것이다. 모든 행위에 대한 의식적인 자각의 역할을 딴뜨라가 처음부터 강조한 것은 바로 이 때문이다.

영원히 진화·팽창하고 있는 사람의 의식이 외부환경, 생활양식, 사회규약과 윤리, 식습관 그리고 그 밖의 현세적 일상 활동에 의해 영향을 받는다는 견해를 딴뜨라는 굳게 지지해 왔다. 동시에 외부생활도 팽창하는 의식의 결과로서 일어나는 내적인 경험의 영향을 받는다. 그러므로 딴뜨라는 추상적이며 광범위한 밀교과학으로서 뿐만 아니라 의례적이고 고도로 조직화되었으며 절제된 현교과학으로도 발전했다.

딴뜨라 의례

현교적인 딴뜨라 우빠사나의 기본적인 형태는 데비(devi)들과 데바따(devata)들을 위해 행해지는 **뿌자**(예배) 의례이다. 이를 위해 쁘라나 쁘라티스타(prana prathistha) 의식을 통해 힘과 생명으로 이미 불러일으켜진 데비나 데바따의 조각상이 봉안되는 만달라의 지침에 따라 사원이 건설된다. 각 데비나 데바따는 목욕을 시켜 정교한 옷과 장신구로 치장하고, 사원 **뿌자리**(예배자)가 음식이나 쁘라사드(prasad)를 바친다.

상서로운 날들에는 특별히 조각하여 금박을 입힌 단에 데비나 데바따를 싣고 거리로 나와 모두가 보고 경배할 수 있게 한다. 사실 데비나 데바따는 딴뜨라들이 신성한 행동에 반하는 것으로 여기지 않는 인간 행동의 모든 특징들을 인격화한 것으로 여겨진다. 목욕, 잠, 식사 등을 위한 특별한 시간이 있는데, 그동안에는 사원 성직자 외에 그 누구도 출입이 허락되지 않는다. 그리고 보다 상서롭고 좋은 것으로 여겨지는 일정한 음식들이 있다. 데비들과 데바따들은 좋아하는 색이 서로 다르므로 그에 따라 옷이 입혀지는 등의 취급을 받는다.

다르샨(darshan)을 위해 사원에 가면 신자는 음식, 돈, 의복, 꽃, 향과 그 밖의 좋은 것들을 바치고, 상 앞에서 절을 하며, 신(deity)의 형태를 명상한다. 이 다르샨 행위에서는 신의 풍부한 색·빛·음악·만뜨라·만달라를 통해 모든 감각이 자극된다. 샥띠나 데비 예배에서는 도살된 짐승을 바치는데, 이는 그들이 아주 자비롭다고 여겨지기 때문이며 신자는 그들에게서 큰 은혜를 입는다.

일과 예배를 하는 사원 성직자는 특별한 **꿀라**(kula 가문)에서 선택된다. 그의 과업은, 신자가 있는 곳에서 신성한 힘들을 신에게로 끌어내는 것이다. 그는 전체 의식 절차에 대한 철저한 지식과 더불어 딴뜨라의 만뜨라 영창에 능숙해야 한다. 뿌자리가 유능할수록 딴뜨라 의례 예배의 극적인 사건은 더 매혹적이다.

현교적인 예배의 궁극적인 목표는 신과의 전체적인 동일화를 통해 해탈에 도달하는 것이다. 이 과정에서의 첫 단계 중 하나는, 성직자가 **앙가 니야사**와 **까라 니야사** 행위를 통해 자신의 온몸을 성화(聖化)하는 것이다. 이는 해당 만뜨라의 암송과 더불어, 특정한 손가락으로 몸의 서로 다른 부분들을 건드림으로써 이루어진다. 이것은 전체적인 감각회수와 마음의 내면화를 유도하는 효과적인 쁘라띠아하라 방법으로 여겨진다. 유사한 행법을 이마, 가슴, 양 어깨를 건드려 십자가를 긋는 가톨릭 신자들의 행위에서 볼 수 있다.

이것은 다라나(집중), 몸 안에 있는 다섯 가지 땃뜨와를 시각화하는 것으로 이어진다. 상징적인 현교 의례들, 즉 **빤초쁘차라**가 뒤따르는, 하나의 원소를 다른 것으로 확산시키는 것을 통해 성직자는 자신의 전체 몸/마음을 우주의 소우주로, 신성한 힘의 하강을 위한 적합한 저장소로 변형시킨다.

전체 과정에는 특별히 고용된 한 무리의 사람들에 의한 **끼르딴**(kirtan 헌신적인 노래) 영창이 수반된다. 점점 음악의 템포가 빨라지면서 성직자는 디아나에 융합되는 일종의 몽환상태에 들어가며, 마침내는 신과 하나가 되어 신성한 황홀경에 잠겨든다.

일단 이것이 이루어지면 성직자는 자신이 내면에서 경험한 신의 영을 외부의 동상 속에 넣는다. 이 시점까지 동상은 생명이 없는 사물로 여겨지지만, 이제는 신성의 일면으로 전환된다.

성직자가 하는 이 수행은 다른 밀교 딴뜨라 행법들을 따르는 수행자들에 의해 효과적인 쁘라띠아하라 · 다라나 · 디아나 수단들로도 이용된다. **리쉬야디 니야사**(rishyadi nyasa 딴뜨라 의식) 행위가 수정되어, 딴뜨라 예배의 일부로 땃뜨와 슛디를 수련하고자 하는 사람들을 위해 수록된 것은 바로 이 때문이다.

리쉬야디 니야사

쁘라띠아하라 까라 니야사	
흐라암 앙구쉬따비아암 나마하 (Hraam Angushtabhyaam Namaha)	엄지
흐리임 따르자니비아암 스와아하아 (Hreem Tarjanibhyaam Swaahaa)	검지
흐룸 마디아마비아암 바샷 (Hroom Madhyamabhyaam Vasat)	중지
흐라임 아나아미까아비아암 훔 (Hraim Anaamikaabhyaam Hoom)	약지
흐라움 까니스타비아암 바우샷 (Hraum Kanisthabhyaam Vausat)	새끼손가락
흐라 까라딸라–쁘리쉬따비아암 팟 (Hrah Karatala-prishtabhyaam Phat)	손바닥
앙가 니야사	
흐람 흐리다야아야 나마하 (Hram Hridayaaya Namaha)	가슴
흐리임 쉬라시 스와아하아 (Hreem Shirasi Swaahaa)	머리
흐룸 쉬카아야이 바샷 (Hroom Shikhaayai Vasat)	머리 뒤 꼭대기 부분
흐라임 까바차아야 훔 (Hraim Kavachaaya Hoom)	보호 세력; 갑옷
흐라움 네뜨라뜨라야야 바우샷 (Hraum Netratrayaya Vausat)	세 눈
흐라 아스뜨라야 팟 (Hrah Astraya Phat)	몸과 마음을 보호해주는 세력을 암시하는 날아가는 무기

다라나

땃뜨와 슛디

이 책에 서술된 대로

빤초쁘차라

람(Lam) 쁘리트비(prithvi 흙)의 모습을 한 당신께 간다(gandha 백단향 반죽)를 바칩니다.
밤(Vam) 아빠스(apas 물)의 모습을 한 당신께 나이베드야(naivedya 음식)를 바칩니다.
람(Ram) 아그니(agni 불)의 모습을 한 당신께 디빠(dipa 빛)를 바칩니다.
얌(Yam) 바유(vayu 공기)의 모습을 한 당신께 두빠(dhupa 향)를 바칩니다.
함(Ham) 아까샤(akasha 에테르)의 모습을 한 당신께 풀라(phoola 꽃)를 바칩니다.

디아나

이쉬따 데바따(개인적인 신)에 대한 명상

5. 쁘라나 샥띠

몸에 있는 쁘라나는 임의로가 아니라 특별한 패턴으로 움직이면서 서로 다른 주파수 진동을 형성한다. 이 다양한 주파수들은 육체와 미묘한 기관들을 구성한다. 육체적인 수준에서 우리는 분리된 기관들과 그 구성요소들을 볼 수 있는 한편, 보다 미묘한 수준에서는 에너지의 기관들과 그 구성요소들도 인식할 수 있다. 딴뜨라와 요가는 이것들을 차끄라, 나디, 꾼달리니 샥띠, 칫따 샥띠, 쁘라나 바유, 빤차꼿뜨와라고 한다.

쁘라나는 대우주적이면서 소우주적이며 생명의 토대이다. 쁘라나가 없으면 우리는 보고, 움직이고, 듣고 하는 등의 능력이 없는 썩어가는 시체와 같을 것이다. 《쁘라쉬나 우빠니샤드*Prashna Upanishad*》에 이를 예증하기 위한 멋진 이야기가 있다.

어느 날, 모든 **인드리야**(indriya 감각기관)들과 쁘라나가 토론을 하고 있었다. 인드리야들은 만일 자신들이 작용을 멈추면 **지바**(jiva 개별적인 영혼)는 죽을 것이며, 따라서 존재 전체가 자신들에게 달려 있다고 차례로 주장하기 시작했다. 귀가 말했다. "만일 내가 듣는 감각을 거두어들이면 틀림없이 인간들은 살 수 없을 거야." 눈이 말했다. "시력이 없으면 인간은 어둠 속에 빠지므로 내가 물러나면 살 수 없어." 그리고 그 밖에도 모두가 자기 자신의 공을 찬양했다.

마지막으로, 조용히 듣고 있던 쁘라나가 말했다. "뭐라고? 헛소리들 마. 이 순간 내가 물러나면 너희 중 누구도 작용할 수 있는 힘이나 역량을 갖지 못해." 그렇게 말하면서 쁘라나는 먼저 귀, 그 다음에 눈, 코 등에서부터 물러나기 시작했다. 몸에 대한 지배력을 상실하자 감각기관들은 두려움에 떨기 시작했으며, 쁘라나의 역할을 깨닫고 즉시 자신들의 잘못을 인정하면서 쁘라나에게 돌아와 달라고 애걸했다.

이 이야기는 쁘라나가 없다면 우리는 생활 전체에서 해야 하는 모든 일은 말할 것도 없고, 심지어 눈도 깜박일 수 없다는 것을 예증해준다. 쁘라나는 창조에서 아주 중요한 역할을 하며, 우리는 오직 쁘라나 때문에 작용할 수 있음에도 불구하고 대부분의 우리는 그것을 그 충분한 잠재력까지 아직 계발시키지 못했다. 대다수 사람들은 쁘라나가 계발되지 않아, 여분의 쁘라나를 발생시켜 내면의 영적 경험을 펼치는 것은 고사하고 하루를 지내고 나면 피곤해지기 일쑤이다.

쁘라나 샥띠의 형태들

개인의 몸에서 쁘라나의 우주적인 현현(마하쁘라나 mahaprana)은 꾼달리니에 의해 나타난다. 창조에서 사멸까지의 우주적인 경험 전체는 꾼달리니의 울타리들 안에 깊이 새겨진다. 고로 그것은 **아뜨마 샥띠** 또는 **빠라 샥띠**(우주적 에너지)로 알려져 있다. 살아 있는 모든 존재에서 신성한 의식은 먼저 쁘라나(에너지)로 전환되며, 꾼달리니는 이 많은 양의 쁘라나를 위한 저수지이기 때문에 **쁘라나 샤띠**라고도 한다.

꾼달리니라는 말은 '웅덩이 또는 공동'을 뜻하는 **꾼다**(kunda)라는 용어에서 파생되었다. 꾼달리니는 회음/자궁경부에 있는 잠복된 중추인 물라다라 차끄라의 물질 안에 있는 고유한 에너지이다. 이 에너지의 충분한 잠재력은 방출되면 육체의 중추신경계 또는 쁘라나 몸의 수슘나 나디를 통해 위로 올라간다.

그렇지만 일반적으로 쁘라나 샤띠는 이다와 삥갈라 나디의 연결 통로들을 통해 물라다라 차끄라로부터 부분적으로만 방출된다. 이다와 삥갈라는 저전압의 에너지를 전할 수 있을 뿐이다. 그것들은 마음과 몸에 활력을 주지만 그 충분한 잠재력만큼 주지는 못하는 것이다. 오직 꾼달리니 샤띠(쁘라나 샤띠 또는 아뜨마 샤띠)의 충분한 세력만 의식적이고 활력적인 전체 작용들을 각성시킬 수 있다. 삥갈라 나디도 쁘라나 샤띠를 흐르게 하지만, 쁘라나 샤띠라는 말의 두 가지 의미를 혼동해서는 안 된다. 한 가지 수준에서 그것은 꾼달리니 샤띠의 형태로 된 **빠라**(para 초월적인)이며, 다른 수준에서는 삥갈라를 통해 보내지는 쁘라나 샤띠의 형태로 된 **삔다**(pinda 소우주적인)이다.

쁘라나 샤띠는 또한 척주를 따라 자리하고 있는 여섯 가지 주요 중추(차끄라 또는 쁘라나 창고)들로서 현현한다. 에너지 회로에 있는 가장 낮은 차끄라인 **물라다라**(mooladhara)는 남성의 회음과 여성의 자궁경부에 있으며 미저골 신경총에 연결되어 있다. 다음 차끄라인 **스와디스타나**(swadhisthana)는 물라다라에서 손가락 두 개 너비 위에 있으며 천골 신경총에 상응한다. 이 위에는 배꼽 뒤에 **마니뿌라**(manipura)가 있으며 이것은 태양 신경총에 상응한다. 가슴 부위의 척주에는 심장

신경총으로 연결되는 **아나하따**(anahata)가 있으며 목 가운데에는 목 신경총에 상응하는 **비슛디**(vishuddhi) 차끄라가 있다. 척수 바로 꼭대기, 숨골에는 육체의 송과선과 연결되는 **아갸**(ajna) **차끄라**가 있다.

각 차끄라는 한 가지 기본적인 원소로 구성되어 있다. 즉 물라다라 안에는 쁘리트비(흙) 땃뜨와, 스와디스타나에는 아빠스(물) 땃뜨와, 마니뿌라에는 아그니(불) 땃뜨와, 아나하따에는 바유(공기) 땃뜨와, 비슛디에는 아까샤(에테르) 땃뜨와가 있다. 각 차끄라를 관장하는 특정한 원소는 차끄라가 진동·작용하는 수준을 나타낸다.

우리의 의식과 생각, 행위의 전체 범위는 이 차끄라들의 활동에 의해 관장된다. 차끄라들은 삥갈라 나디에 의해 에너지화되며 꾼달리니의 상승에 의해 충분히 활성화된다. 그것들이 충분히 활성화되지 않으면 우리는 모든 행위와 경험에서 제한된다. 땃뜨와 슛디 사다나에서 이 차끄라들은 각 땃뜨와에의 집중에 의해 직접 영향을 받는다.

에너지 장으로서의 쁘라나 샥띠

몸의 작용들을 제어하기 위해서 쁘라나 샥띠는 또한 **쁘라나**(prana), **아빠나**(apana), **사마나**(samana), **우다나**(udana), **비아나**(vyana)로 알려져 있는 다섯 가지 주요 **쁘라나 바유**(쁘라나 공기 흐름)들로 현현한다. 이것들 외에 다섯 가지 **우빠쁘라나**(upaprana 보조 쁘라나)가 있다. 열 가지 쁘라나는 함께 소화, 배변, 재채기, 눈 깜박임, 이야기하기, 움직이기, 숨쉬기 같은 인체의 모든 과정을 제어한다.

이 중에서 가장 영향력 있는 두 가지 바유는 쁘라나와 아빠나이다. 쁘라나는 배꼽에서 목구멍으로 상향 이동하는 장을 창조한다고 하는 내향이동세력이다. 반면에 아빠나는 배꼽에서 항문으로 하향 이동하는 장을 창조한다고 하는 외향이동세력이다. 쁘라나와 아빠나 모두 몸에서 동시에 이동하지만 딴뜨라와 요가 행법들을 통해 제어된다. 반대로 움직이는 이 쁘라나와 아빠나 세력들을 역류시킬 수 있는 방법을 채택하여 그것들이 배꼽 중추에서 사마나와 결합(이것은 꾼달리니 각성의 결과임)할 수 있게 해야 한다고 《우빠니샤드》에서는 말한다.

이 쁘라나의 육체적인·미묘한·우주적인 현현의 전체 그물망을 통해 쁘라나 샤띠는 인간에게서 개인적인 존재의 관념을 창조·지탱하며 궁극적으로는 파괴한다.

데비로서의 쁘라나 샤띠

초월적인 영역에 있는 샤띠는 성(性)의 측면에서 개념화 너머에 있다. 그렇지만 내재적인 영역에서 샤띠는 데비 여신으로 묘사된다. 샤띠라는 말 자체는 여성 원리를 의미하며, 이 개념을 중심으로 모든 여신의 무리가 전개되었다. 그들 각각은 **뿌르나**(poorna) **샤띠**로서 충분히(완전한 현현), 또는 **암사 루뻬니**(amsa roopini)로서 부분적으로(부분적인 현현) 지고한 샤띠를 나타낸다. 샤띠의 이런 면들은 여러 가지이며 그것들 각각은 개인 안에 있는 서로 다른 면 또는 힘을 나타낸다. 뿌르나 샤띠들은 깔리(Kali), 두르가(Durga), 락쉬미(Lakshmi), 사라스와띠(Saraswati), 빠르바띠(Parvati)이다. 암사 루뻬니들은 많으며 그 일부는 다끼니(Dakini), 라끼니(Rakini), 라끼니(Lakini), 까끼니(Kakini), 사끼니(Sakini), 하끼니(Hakini)이다.

인간의 몸에서 뿌르나 샤띠들은 상승하는 꾼달리니에 의해 표현되며 암사 루뻬니들은 차끄라들의 개방으로 나타내진다. 여러 날 동안 식물에 물을 주면 꽃이 피듯이, 꾼달리니 샤띠는 각성되면 암사 루뻬

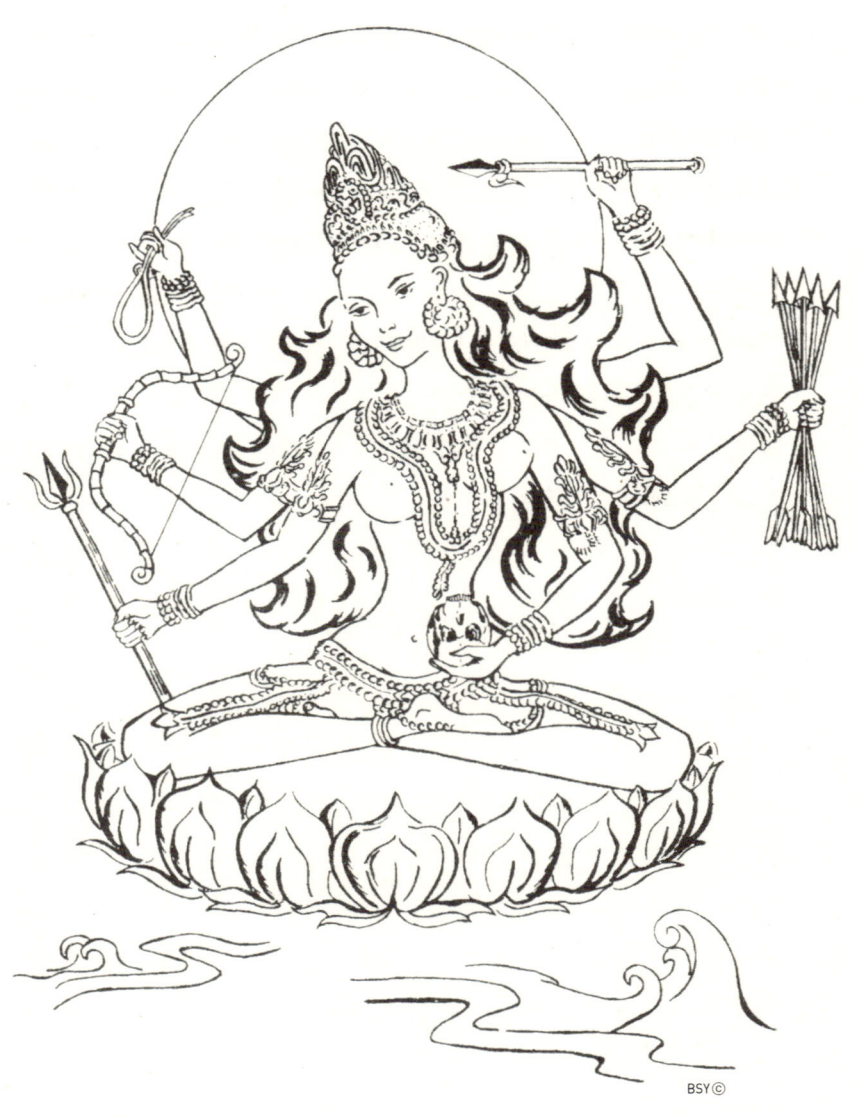

데비로서의 쁘라나 샥띠
(붉은색으로 시각화됨)

니들을 활성화시켜 그 전체적인 잠재력을 펼칠 수 있는 에너지와 영양을 제공해준다.

쁘라나 샤띠의 만달라

땃뜨와 숫디에서 쁘라나 샤띠로서의 꾼달리니는 아름다운 여신으로 상징화된다. 인간존재의 모든 면을 만달라로 상징하는 이 전통은 딴뜨라의 필수적인 부분이다. 이 만달라들은 단순한 상징 이상이다. 그것들은 사람의 알려지지 않은 잠재의식과 무의식을 나타내는 것이다. 이 형태들에의 집중은 창조성과 천재성을 가리는 삼스까라(원형)를 폭발시키는 것으로 믿어진다.

쁘라나 샤띠의 만달라는 이 과정에 영향을 주기 위해 땃뜨와 숫디에서 창조된다. 그녀 모습의 서로 다른 면들은 임의로 선택되지 않는다. 오히려 그것들은 특별한 의식 수준들을 표현하기 위해 신중하게 선택된다. 그녀의 피부색은 '떠오르는 태양처럼 붉은데', 이는 그녀가 줄 수 있는 은혜를 나타낸다. 붉은색의 데비에 대한 명상은 보다 낮은 자아의 정복과 우리를 삼스까라나 세속적인 삶에 잡아두는 모든 세력의 진압을 위해서 한다. 붉은색은 **라조구나**(rajoguna 활력의 특질)를 나타내는 원색이다. 쁘라나는 살아 있는 모든 존재의 행위에 동기를 주는 활력이기 때문에 붉은색은 쁘라나의 동적인 경향들을 암시하기도 한다.

그녀의 여섯 개 손은 그녀가 행하는 모든 행위에서의 높은 효율성 수준을 의미하며, 그 여섯 개 손에 쥐고 있는 각각의 사물은 인간 존재의 서로 다른 면들에 대한 승리를 나타낸다. 막대기는 드웨샤(싫음)의 근절을 상징하며, 올가미는 서로 다른 형태들의 라가(욕망) 정복을 상징한다. 활은 완전한 집중 상태에 있는 마음을 묘사하고, 다섯 개 화살은 집중된 마음의 통제를 받는 다섯 가지 딴마뜨라(tanmatra), 다섯 가지 땃뜨와, 다섯 가지 갸넨드리야, 다섯 가지 까르멘드리야를 나타낸다. 삼지창은 평형과 균형 상태에 있는 세 가지 구나의 상징이다. 그리고 마지막으로, 피가 똑똑 떨어지는 해골은 에고의 소멸과 절멸을 상징한다.

그녀의 미소와 자비로운 표정은, 기꺼이 은혜를 선사함으로써 자신의 모습에 대한 디아나(명상)의 성공을 보장해주는 존재로서의 쁘라나 샥띠를 묘사한다. 떠 있는 그녀의 세 눈은 모든 영역을 보는 시각을 나타내며, 특히 세번째 눈은 그녀의 우주적인 시각을 암시한다. 그녀가 앉아 있는 연꽃은 신성한 힘(싯디)들의 전개를 의미한다.

땃뜨와 슛디 행법은 다양한 면들로 되어 있는 쁘라나 샥띠를 취급한다. 게다가 땃뜨와들은 다양한 주파수에 있는 쁘라나의 진동에 의해 창조되기 때문에 우리는 의식에서 물질로, 그리고 물질에서 의식으로의 진화에서 아주 중요한 역할을 하는 쁘라나 샥띠에 경의를 바친다. 쁘라나 샥띠에의 명상은 땃뜨와 슛디 행법에서의 극치점이다.

6. 원소들의 진화

대우주는 소우주 안에 내재되어 있다고 딴뜨라는 말한다. 그리하여 우주의 현현과 소멸의 모든 법칙은 각 개인 안에 내재되어 있다. 마치 개인의 육체적·정신적인 특징들이 DNA 분자에 내재되어 있는 것처럼, 인간의 분자구조는 우주적 특성들의 원형을 내포하고 있다. 이 우주적인 창조와 소멸의 경험은 꾼달리니 샥띠의 형태로 상징된다.

꾼달리니는 가장 미묘한 형태의 에너지이자 순수한 의식의 불가분의 부분인 빠라 샥띠이다. 에너지와 의식은 분리·다양화되어 온 창조물을 생성시켰지만, 자신들이 진화해 나온 우주적인 통일성을 다시 경험할 목적으로 육체에서 결합하기 위해 영원히 분투하고 있다.

딴뜨라 상징학은 육체 안에 있는 이 두 가지 보편적인 면들을 암시하기 위해 여러 가지 이미지들을 채택했다. 척추 기부에 잠재되어 있는 샥띠(에너지)는, 꾼달리니로 알려진 똬리 튼 뱀의 모습으로 묘사된다. 쉬바(의식)는 투명한 쉬바링감의 형태로 머리 꼭대기에 있는 최고의 영적 중추인 사하스라라 차끄라에 거주한다. 지고한 꾼달리니 에너지가 딴뜨라 수련을 통해 각성될 때 의식은 몸의 물질로부터 자유로워진다.

이는 여러 단계에서 일어나며, 사하스라라 차끄라에서 궁극적으로 합일하기 전에 에너지와 의식(쉬바/샥띠)은 다양한 차끄라 수준에서 결합한다. 창조에 선행하는 쉬바와 샥띠의 통일에 대한 본래의 관념을 마지막으로 모사(模寫)하는 것은 바로 사하스라라 차끄라에서의 최종적인 합일이다. 그리하여 통일성에서 다양성으로, 그리고 다시 통일성으로의 전체적인 우주적 작용이 어떻게 우리 각자의 안에 내재되어 있는지를 이해할 수 있다.

딴뜨라 철학은 물질과 에너지의 우주가 순수한 에너지를 나타내는 태초의 본질 또는 샥띠로부터 진화했다는 것을 가정한다. 그녀의 우주적인 짝이자 공동창조자는, 그녀와 그녀의 파생물들과는 다른 의식적인 지성으로 존재하는 쉬바 또는 순수한 의식이다. 본래 상태에서 쉬바는 영원히 내재적이며 영원하지만 활동적인 샥띠와 반대로, 영원히 내재적이며 영원하지만 비활동적이다. 샥띠는 창조할 수 있는 고유한 잠재력을 가지고 있으므로 창조의 근본 모체(물라 쁘라끄리띠 moola prakriti)로 알려져 있다.

쉬바와 샥띠는 우주적으로 현현할 때 개별적인 의식을 생성시키기 위해 순간적으로 분리되지만, 나란히 영원히 공존한다. 그래서 쉬바와 샥띠의 우주적이면서 개별적인 일면이 있는 것이다. 쉬바/샥띠의 이 개별적인 면은, 샥띠 원리의 고유한 환영적 세력인 마야의 은폐력 때문에만 이원적인 세력으로 나타난다.

쉬바와 샥띠는 함께 **비야끄따**(vyakta 현재적인) 우주와 **아비야끄따**(avyakta 비현재적인) 우주를 생성시킨다. 우주 창조과정의 첫번째 현현은 나다(nada)와 빈두(bindu) 그리고 까알라(kaala)로 알려져 있다. **나다**는 문자적으로 '진동'을 뜻한다. 아비야끄따(비현재적인) 창조의 일부로서 그것은 우주적인 진동으로 존재하며, 비야끄따(현재적인) 창조에서는 다양한 주파수의 소리로 존재한다. **빈두**는 점 또는 핵을 나타내며, **까알라**는 그 핵이나 빈두로부터 발산되는 광선 또는 세력이다.

과학에 의해 유사하게 도출되는 것은 에너지의 입자와 파동이다. 빛이 입자나 파동으로 이루어져 있는지 그렇지 않은지에 대한 커다란 논쟁은 줄곧 과학자들을 괴롭혔지만 오늘날까지 미해결 상태로 남아 있다. 둘 다라고 말하는 것 외에, 과학은 이 물음에 결코 답한 적이 없다. 딴뜨라는 입자(빈두)와 광선 또는 파동(까알라) 둘 다 존재한다고 규정했다. 또한 딴뜨라는 이 근본적인 이원주의가 물리적인 창조의 전체 범위에 영향을 준다고 주장했다.

나다 · 빈두 · 까알라로서의 쉬바와 샥띠의 우주적인 현현은 상호 작용하며 사람을 구성하고 있는 거친 원소와 미묘한 원소를 생성시킨다. 딴뜨라에서는 거친 수준, 미묘한 수준, 원인적인 수준에서의 인체가 36가지 원소로 이루어져 있다고 여긴다. 이 36가지 땃뜨와는 인간의 존재와 경험의 전체 범위를 망라한다. 또한 15가지 보조 원소들도 인간의 형태에 대한 궁극적인 규정에 포함되어 있다. 그리하여 51개의 산스끄리뜨어 알파벳 문자에 상응하는 총 51가지의 원소가 된다. 보조 원소들은 몸에 있는 **삽따 다뚜**(sapta dhatus 일곱 가지 기질), **빤차 바유**(pancha vayu 생명 유지에 필요한 다섯 가지 공기), **뜨리구나**(triguna 세 가지 기본적인 특질)로 이루어져 있다.

땃뜨와 슛디에서는 이 땃뜨와 가운데 25가지만 취급한다. 그렇지만 우리를 구성하는 것에 대한 더 넓은 관점을 갖기 위해서는 창조의 전체 과정(스리쉬띠 srishti)을 딴뜨라의 관점에서 이해하는 것이 필요하다. 36가지 땃뜨와는 쉬바 땃뜨와, 비드야 땃뜨와, 아뜨마 땃뜨와의 세 범주로 분류된다.

쉬바 땃뜨와

쉬바 땃뜨와는 절대적인 의식에 관련된 다섯 가지 순수한 원소들로 이루어져 있다. 쉬바 땃뜨와 가운데 처음 두 가지는, 순수한 에너지(치뜨 샤띠 chit shakti)로서의 샤띠와 합일하고 있는 순수한 의식(치뜨)으로서의 쉬바로 이루어져 있다. 치뜨 샤띠에는 **이찌차**(ichchha-의지의 에너지), **끄리야**(kriya-행위의 에너지), **갸나**(jnana-지식의 에너지)로 알려진 세 가지 창조적인 면들이 내재되어 있다.

    이 다섯 가지 제약되지 않은 땃뜨와들은, 쉬바/샤띠의 합일 또는 우주적인 경험으로 상징되는 대우주적인 또는 보편적인 의식의 일부이다. 치뜨 샤띠에 고유한 이찌차, 끄리야, 갸나의 세 가지 면들은 창조의 시점까지 잠복되어 있다. 바로 창조의 순간까지, 쉬바 땃뜨와를 구성하는 이 다섯 가지 원소들은 하나 또는 전체로서 통일된 채 남아 있다. 분할이나 다양성이 없는 것이다. 이 통일성에서 첫 분할의 징후는 소우주적인 의식의 일부인 비드야 땃뜨와들의 전개로 이끈다.

비드야 땃뜨와

일곱 가지 미묘한 원소들로 구성되는 비드야 땃뜨와는 절대적인 의식과 숨겨진 의식 모두와 관련된다. 그것은 소우주적인 의식의 제약되지 않은 원소들과 제약된 원소들이다. 비드야 땃뜨와의 전개는 달리 제약되지 않은 땃뜨와들에 현현하기 시작하는 한계들의 원인이다. 이 단계에서 쉬바 또는 의식은 자체로 완전하게 남아 있지만, 치프 샥띠, 즉 **마야**(maya)에 고유한 숨기는 힘에 에워싸여 있다. 여기서 마야는 **깐추까**(kanchuka)들로 알려진 제한하는 다섯 가지 면들을 통해 작용한다. 깐추까는 문자적으로 '덮개' 또는 '봉투'를 뜻하며, 그것들은 함께 알맹이를 숨기는 조개껍데기처럼 작용한다. 각각의 깐추까는 쉬바/샥띠의 우주적인 힘을 한 면에서 제한시킨다.

마야로부터 탄생되는 제한하는 이 다섯 가지 면(깐추까)들은 다음과 같다.

- **깔라아**(Kalaa): 끄리야 샥띠(모든 것을 할 수 있는 힘)의 세력을 제한시키는 것
- **아비드야 비드야**(Avidya vidya): 갸나 샥띠(모든 것을 알 수 있는 힘)의 세력을 제한시키는 것
- **라가**(Raga): 욕망과 집착을 창조함으로써 끊임없는 불만족을 일으켜 이찌차 샥띠의 세력을 제한시키는 것
- **까알라**(Kaala): 인생에서의 변화들, 즉 탄생, 성장, 성숙, 쇠약, 소멸에 관련된 시간의 관념을 창조함으로써 영속적인 존재를 제한시키는 것
- **니야띠**(Niyati): 숙명과 운명의 관념을 창조하여 개인을 끝없는 생사윤회에 구속시킴으로써 자유의지(뿌루샤르타 purushartha)를 제한시키는 것

그리하여 이 단계에서 우리는 이원성의 관념을 창조할 수 있는 마야의 힘에 의해 가려진 쉬바/샥띠 통일성의 편재, 전지, 전능을 본다. 이것이 진정으로 의미하는 것은, 창조 이전의 상태에서 쉬바와 샥띠는 하나의 의식 단위로 존재했지만, 창조의 과정 중에 마야의 힘을 통해 다양화된 것처럼 보인다는 점이다. 사실 그것들은 언제나 그 본래 모습으로 남아 있으며, 인간에게서 그것들의 통일성은 지바뜨마에게는 자신과 다르게 보이는 빠라마뜨마 의식으로 나타내진다.

주관적으로 이 마야 과정은 쉬바와 샥띠가 통일된 경험과 대조적으로 주관과 객관의 분열로 귀결되며, 객관적으로는 우주를 구성하는 다양한 물리적 형태들의 창조로 귀결된다. 이원성들, 구분들, 대립들이 존재하게 되는 것은 바로 진화 계획의 이 지점에서이다. 이는 아뜨마 땃뜨와들(물질적인 우주를 구성하는 제약된 원소들)의 전개로 이끈다. 땃뜨와 슛디에서 우리가 취급하는 것은 바로 이 제약된 원소들(아뜨마 땃뜨와들)이다.

아뜨마 땃뜨와

아뜨마 땃뜨와는 숨겨진 의식에 관련된 25가지 원소들로 구성되어 있다. 그것들은 개별적인 의식의 제약된 원소들이다. 이 전개단계에서 대우주적인 원소들은 현현하기 위한 비드야 땃뜨와들의 힘에 의해 물리적인 우주로 다양화된다. 처음에는 쉬바 땃뜨와가 자신을 **뿌루샤 땃뜨와**(사람의 순수한 의식)로 변형시키면서 각 사람의 가장 깊숙한 초점을 나타낸다. 샥띠 땃뜨와는 자신을 **쁘라끄리띠 땃뜨와**(동적인 원리)로 변형시키면서, 비록 이 물리적인 형태에서는 쉬바/샥띠의 본래 힘이 영원히 마야에 의해 제한되기는 하지만, 척추 기부에 존재하는 잠

개별적인 원소들의 진화

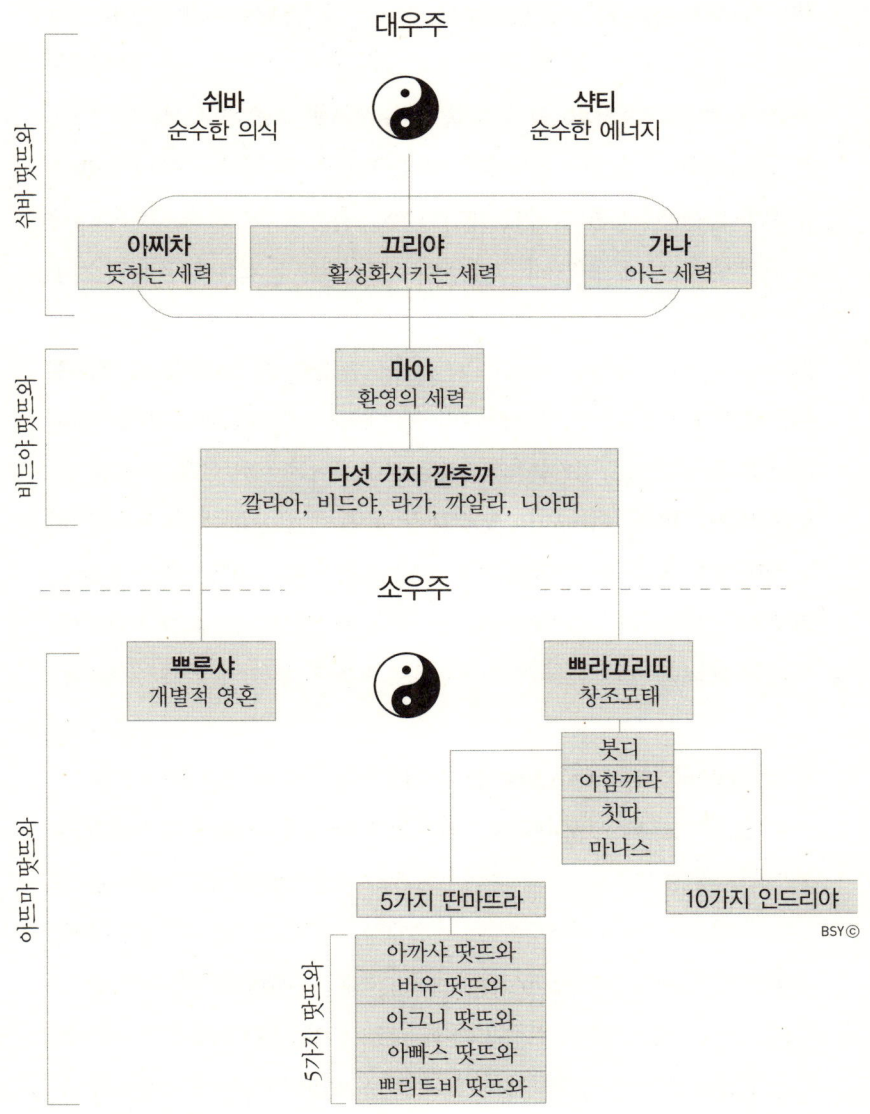

복에너지(꾼달리니 샤띠)를 나타낸다.

쁘라끄리띠 현현 뒤의 전개를 **빠리나마**(parinama 진정한 진화)라고 하는데, 의식이 시간과 공간, 또는 주관적인 자아와 객관적인 자아로 나누어지는 것이 바로 지금이기 때문이다. 이 이전의 전개 측면에서 이야기되는 것은 사실, 샤띠가 창조하기 위해 현현하지 않고 다양한 면들을 취하는 조건이다. 그리하여 이전에 샤띠 땃뜨와는 그 본래의 상태로 남아 있는 동안 나다, 빈두, 깔라아, 이찌차, 갸나, 끄리야, 마야의 면을 취한다.

치프 샤띠의 세 가지 고유한 면들, 즉 이찌차, 끄리야, 갸나는 이제 세 가지 구나, 즉 따마스(tamas), 라자스(rajas), 삿뜨와(sattwa)로 변형된다. 이찌차 샤띠는 비활성을 나타내는 **따모구나**(tamoguna)로 변형되며, 끄리야 샤띠는 행위를 나타내는 **라조구나**로 변형되고, 갸나 샤띠는 찬란한 지식을 나타내는 **삿뜨와 구나**로 변형된다. 이 세 가지 구나는 함께 인간의 모든 수명을 다스리며, 차별화된 다음 단계, 즉 의식을 작용시키는 사람의 내적인 도구를 구성하는 붓디, 아함까라, 마나스, 칫따의 행위를 지배한다.

안따 까라나(antah karana 내적인 도구)

- **붓디**(buddhi): **마하뜨**(mahat)라고도 하며, 삿뜨와 구나의 영향력 아래 그 충분한 잠재력을 현현시키는 최고의 지성
- **아함까라**(ahamkara): 자아의 존재를 강조하는 개체성 또는 에고의 원리
- **마나스**(manas): 마음이나 정신의 생각/역생각 능력
- **칫따**(chitta): 과거의 인상(삼스까라)이 모인 것

물질이 영을 지배하기 시작하면서 가지각색의 창조물을 생성시키는 것은 바로 이 지점에서이다. 아함까라는 육체를 구성하는 거친 원소들, 인드리야들, **딴마뜨라**(미묘한 정수)들, 땃뜨와들을 생성시킨다. 다섯 가지로 분류되는 거친 땃뜨와들은 다음과 같다.

딴마뜨라(미묘한 정수)

- 샵다(shabda): 소리; 아까샤 땃뜨와의 미묘한 정수
- 스빠르샤(sparsha): 감촉; 바유 땃뜨와의 미묘한 정수
- 루빠(roopa): 모양; 아그니 땃뜨와의 미묘한 정수
- 라사(rasa): 맛; 아빠스 땃뜨와의 미묘한 정수
- 간다(gandha): 냄새; 쁘리트비 땃뜨와의 미묘한 정수

땃뜨와(원소)

- 아까샤: 에테르; 허공과 공간을 책임짐
- 바유: 공기; 영속적인 움직임을 책임짐
- 아그니: 불; 열을 책임짐
- 아빠스: 물; 유동성을 책임짐
- 쁘리트비: 흙; 응집, 무게를 책임짐

갸넨드리야(지식기관)

- 스로뜨라(srotra): 귀, 청각; 소리 인식
- 뜨와차(twacha): 피부, 촉각; 감촉이나 느낌 인식
- 차끄슈(chakshu): 눈, 시각; 모양 인식
- 지와(jihwa): 혀, 미각; 맛 인식

- 그라나(ghrana): 코, 후각; 냄새 인식

까르멘드리야(행위기관)
- 바끄(vak): 말; 언어표현기관
- 빠니(pani): 손; 쥐는 기관
- 빠다(pada): 발; 이동기관
- 우빠스타(upastha): 생식기; 재생기관
- 빠유(payu): 항문 영역; 배설기관

땃뜨와 슛디 행법에서는 진화와 퇴화 과정을 의식적으로 재현하면서 각 원소를 따로, 그러나 복잡한 전체의 일부로서 경험한다. 우리는 원소들의 상호의존성과 그것들이 어떻게 의식과 에너지의 상호작용에서 중요한 역할을 하는지를 인식하기 시작한다. 그로써 25가지 원소가 정제된다.

7. 안따 까라나: 개인의 마음

안따 까라나(Antah Karana)는 두 산스끄리뜨어의 조합이다. **안따**는 '내면의', 그리고 **까라나**는 '도구'라는 뜻이다. 안따 까라나는 그리하여 '사람의 내적인 도구'를 말하며, 그것은 붓디(지성), 아함까라(에고), 마나스(생각/역생각), 칫따(기억)의 네 가지 기능으로 이루어져 있다. 딴뜨라와 요가에 따르면 이 네 가지 원리는 의식을 작용시키는 매개를 구성한다.

안따 까라나는 인간을 식물계, 동물계, 광물계와 구별시킨다. 보다 낮은 이 생명 형태들에서 안따 까라나는 잠복성이며 따마식한 씨앗 형태로 존재한다. 이 자연의 창조물들은 지능, 식별, 생각, 에고의 수준에서가 아니라 순전한 본능의 수준에서 작용한다. 예를 들어, 개는 본능적으로 채소보다 고기를 더 좋아할 것이다. 그것은 채소와 고기를 의식적으로 식별하지 않는다. 그의 몸을 지배하는 것은 바로 자연스러운 본능적 과정인 것이다.

그렇지만 사람의 경우에는 이 능력이 현재의 역량으로 점점 진화했다. 사람은 자신에게 추론·생각·계획·기억·규정할 수 있는 힘을 준 이 내적인 능력의 힘으로 다른 모든 형태의 생명체에 대한 승리자로 출현했다.

그러나 사람의 지적인 패권은 어떤 식으로도 안따 까라나의 층분한 잠재력을 보완하지 않는다. 그것이 내포하는 것은 단지 힘의 얼핏 나타나기일 뿐이다. 이 도구의 성능이 그 충분한 역량에 미친다면 사람은 자연의 더 열등한 창조물뿐만 아니라, 창조·유지·파괴할 수 있는 고유한 힘을 가지고 있는 자신 안의 잠재된 세력들도 제어하지 못하는 존재가 된다. 그리하여 그는 자연과 하나인 공동창조자 또는 도구가 되면서 그 우주적인 과정들을 모사할 것이다. 그렇게 할 수 있는 힘을 달성한 요기들은 이 내적인 도구, 안따 까라나의 미스터리들을 탐사함으로써 이 드문 위업을 성취했다.

안따 까라나를 통해 작용하는 사람의 의식은 과거·현재·미래의 경험들과 관련된 모든 데이터를 해석·분류·추측·인식·인지한다. 우리가 느끼거나 보거나 하거나 이야기하는 모든 것은 거기에 저장된 것의 일부이다. 이번 삶과 그에 관련된 경험에 대한 지식뿐만 아니라 온 우주에 대한 지식도 가지고 있는 안따 까라나의 일부가 있다.

그렇지만 자각의 거칢 때문에 지식의 충분한 잠재력은 잠복되어 현현하지 않고 있으며, 안따 까라나를 정제하지 않으면 그것은 이런 식으로 남아 있을 것이다. 안따 까라나의 정제는 그것을 순수한 에너지와 의식의 높은 주파수에 동조시키는 것을 의미한다. 그래서 우리는 사실 우리가 정제시키고 있는 것이 같은 그 에너지와 의식의 창조물이라는 것을 자각하게 된다.

오늘날 사람의 육체적인 진화는 완성되어 있다. 그는 더 크게나 더 작게, 더 뚱뚱하게나 더 여위게 자랄 수는 있지만, 진화의 다음 단계는 의식의 영역에 속한다. 스리 오로빈도(Sri Aurobindo)는 사람이 이보다 높은 마음의 상태를 성취한 단계인 '초인류(superhuman race)'에 대해 이야기한다. '초인류'는 사람의 정신적·감정적·이성적, 그리고 무엇보다도 영적 발전이 절정에 있는 것을 의미하는 용어이다. 현재 우리에게 있는 이 능력들은 초기 단계일 뿐이며, 우리는 아직도 그것들의 복잡성과 씨름하고 있다. 우리가 이 분야에서 가질 수 있는 성공 가운데 많은 것은 안따 까라나의 작용들을 정화·각성·통일시킬 수 있는 우리 능력에 달려 있다.

안따 까라나는 인상들을 받아 전송하는 아주 미세한 전도체처럼 작용한다. 그것이 이 행위를 하는 명확성과 정확성은 전적으로 우리 도구가 얼마가 정제되었는지에 달려 있다. 만일 안따 까라나가 거친 진동에 동조되어 있다면, 전도체가 반영하게 되는 것은 바로 그것이다. 그렇지만 우주적인 진동의 미묘성에 동조되어 있다면, 우리 자신의 존재 배후에 있는 근간적인 미스터리들뿐만 아니라 온 우주의 근저에 있는 수수께끼도 풀 수 있다.

사람은 원인과 사건 사이에 매달린 별도의 실체가 아니다. 오히려 그는 창조의 모든 부분을 위한 역할을 가지고 있는 우주적인 계획의 필수적인 일부이다. 안따 까라나는 이 역할을 이해하고자 하는 우리의 추구에서 아주 중요한 역할을 한다.

무한히 미묘한 이 도구는, 많은 연속적 환생을 통한 우리의 여정 중에 미세한 심상의 감각을 통해 우리 스스로가 만든 것이다. 그리하여 안따 까라나는 우리가 생에서 생으로 지니는 인상들을 담고 있다.

악기처럼 안따 까라나는 가장 미묘한 진동들을 잡아낼 수 있을 만큼 충분히 민감하며, 그것을 우리의 의식적인 지식과 무관하게 계속한다. 우리는 우리 안에서 형성되고 있는 어떤 인상들을 의식적으로 자각하지 않을 수 있지만, 우리의 안따 까라나는 언제나 불침번을 서고 있다.

과거의 경험이나 지식에 따라 우리의 행위 과정을 결정하는 것이 바로 우리의 안따 까라나이다. 우주적인 자각의 명료함, 그리고 우주적인 소리와 광경의 미묘한 진동들을 이해할 수 있는 내면의 귀와 눈이 달성되지 않으면, 거기에 기록되는 것은 우리에게 결코 드러나지 않을 수도 있는 일부이다. 그러므로 우리는 안따 까라나에 저장된 것을 발견해야 할 뿐만 아니라 그것을 제어할 수 있는 방법을 배우기도 해야 한다. 딴뜨라는 우리에게 그 대답을 준 유일한 과학이다.

안따 까라나는 의식이 우주적인 게임(릴라 lila)을 하고 있는 도구이다. 의식은 모든 사람에게 있어 똑같다. 그것은 순수하고 휘황찬란하다. 그것이 자신을 어떻게 표현하는가는, 그것으로 하여금 자신의 게임을 할 수 있게 해주는 매개의 정확성·명료함·인식에 달려 있다. 서로 다른 두 사람에게서 같은 발상, 같은 생각, 같은 행위가 일어날 수도 있지만, 해석과 규정, 그리고 절정을 이루는 결과는 전적으로 당사자들 각각의 마음·지능·에고의 수준에 달려 있을 것이다.

마음의 차원들

요가에서 마음은 **자그리띠**(jagriti 의식적인), **스와쁘나**(swapna 잠재의식적인), **수슙띠**(sushupti 무의식적인), **뚜리야**(turiya 초월적인)의 네 단계로 분류된다. 그리하여 요가는 스스로를 세 가지 형태의 자각(의식적·잠재의식적·무의식적인 자각)으로 제한시킨 현대 심리학과 대립되는 네 가지 마음을 이야기한다.

안따 까라나는 의식적인 영역, 잠재의식적인 영역, 무의식적인 영역을 통해 작용하면서 거친 경험, 미묘한 경험, 원인적인 경험을 창조한다. 안따 까라나가 삿뜨와, 라자스, 따마스의 세 구나의 조합으로부터 진화했기 때문에, 경험의 특질은 이 우주적인 원리들의 충만한 영향력에 의해 크게 결정된다. 마나스, 칫따, 붓디, 아함까라는 라자스, 따마스와 대립되는 삿뜨와의 세력 아래 다르게 행동하며, 그리하여 세 가지 자각 상태에서 다르게 현현한다.

의식적인 자각과 잠재의식적인 자각의 일부인 마나스와 칫따는 자그리띠 상태와 스와쁘나 상태에서의 행위들과 생각들을 지배한다. 붓디와 아함까라는 자그리띠, 스와쁘나, 수슙띠 상태들에서의 다양한 정제 정도에서 존재한다. 그렇지만 이 능력들은 서로로부터 진화했으며 같은 샥띠 원리를 형성하기 때문에, 그것들의 상호의존성과 서로에 대한 침범은 불가피하다.

이 세 가지 의식상태들에서 안따 까라나가 세 가지 구나의 세력 아래 있으면서, 어떤 특정한 시간에 지배적인 구나에 스스로를 맞춘다는 것은 분명하다. 그러나 네번째 단계인 뚜리야(초월적인) 자각에서 구나들은 영향력을 더 이상 발휘하지 않는다. 그리하여 자각은 이전 세 상태들에서 존재하는 안따 까라나의 파동 너머로 보내진다. 이는 사다나를 통해 안따 까라나의 충분한 역량을 계발함으로써만 성취된다.

땃뜨와 숫디 행법에서 안따 까라나의 역할은 분명해진다. 수행자는 이 강력한 도구의 작용들과 영적인 달성을 향해 그 충분한 세력을 유도하는 방법을 인식할 수 있다.

붓디

마하뜨(위대한 원리)라고도 하는 붓디는 순수한 의식에 가장 가까운 기능이라고 한다. 붓디는 감각적인 쾌락의 향락을 향하게 되면 영혼의 구속을 일으키지만, 붓디에게 냉철함이 부여되면 영혼은 해탈을 향해 돌아선다. 일상생활에서 다르마(생업)에 따라 행위하도록 우리에게 동기를 주는 것이 바로 붓디이다. 정확성과 정밀성으로 판단되는 모든 행위는 붓디(보다 높은 지성)의 힘과 영향력 때문이다.

보다 높은 수준에서 붓디는 **쁘라갸**(prajna 직관)와 **바이라갸**(vairagya 냉철함)를 통해 스스로를 반영시킨다. 이 훌륭한 특질들은 붓디 안에 고유하지만, 마야의 영향력 아래, 그리고 에고, 감각, 세 구나와의 연관성 때문에 종종 변화되기도 한다.

삿뜨윅한 붓디의 특징은 지혜, 냉철함, 추론, 인내, 고요함, 자기제어, 식별, 묵상 등이다. 삿뜨윅한 상태에서 붓디는 동요가 없으며 사끄쉬(sakshi 목격자)의 역할을 취한다. 라자스의 영향을 받으면 결함이 생기며, 그 결과 식별하지 못하고 종종 거짓된 지식과 아비드야(무지)에 의해 결정이 오염되기도 한다. 따마식한 붓디는 에고의 지배를 받으며 거짓된 정보와 거짓된 판단에 의해 흐려진다.

땃뜨와 슛디 행법에서는 붓디의 삿뜨윅한 성질을 명상하여, 그 참된 성질이 아니며 삿뜨윅한 붓디의 작용을 방해하는 따마식한 경향과 라자식한 경향을 제거한다. 그리하여 고요한 목격자(사끄쉬)가 되는 경험이 가속된다.

아함까라

아함(aham)은 '나'라는 뜻으로, 아함까라는 에고, 또는 '자아성'을 경험하는 것이다. 모든 수준에서 통일된 존재와 통일성은 에고가 탄생할 때 조각조각 찢어지며, 우리는 창조물의 나머지로부터의 그 분리를 인식한다. 에고 안에는 개체성의 병원균이 들어 있기 때문에 사물과 사람에 대한 동일화와 집착의 과정이 뒤따른다. 아함까라는 우리 존재 각각의 모든 털구멍에 스며든다. 그 현현은 극도로 미묘하며 그것이 만드는 함정은 너무 유혹적이어서 우리는 생에 생을 이어 그 마수에 잡혀 있다.

아함까라(에고)는 개인의 안에 존재의 핵을 형성한다. 우리가 주위의 것들에 관련되는 것은 오직 에고 때문이다. 에고가 없다면 우리는 우리 존재에 대한 지식을 가지고 있지 않은 식물과 같을 것이다. 이것, 즉 한편으로 에고가 우리를 객관적인 경험의 수준에 구속시키면서 또 한편으로는 통일된 존재를 각성시키기 위해 폭발되어야 하는 핵으로 존재한다는 것은 창조의 역설이다.

의식적인 상태(자그리띠)에서 에고는 거친 몸, 즉 감각과 사고하는 마음을 통해 작용하며, 잠재의식적인 상태(스와쁘나)에서는 아스트랄체와 꿈을 통해 작용한다. 우리가 깊은 잠(수슙띠) 속에 있을 때 에고는 원인적인 몸에 있는 씨앗 상태로 물러나지만 명상 속에서는 내적인 자각의 형태로 있다. 아함까라는 너무 깊이 자리 잡고 있어 심지어 사비깔빠(savikalpa) 사마디 단계들 속에서도 남아 있다.

아함까라의 작용들은 삿뜨와, 라자스, 따마스의 세 특질들에 의해 영향을 받는다. 삿뜨윅한 아함까라는 '나는 있다'라는 관념의 원인이며, 자아각성의 과정에서 촉매로 작용한다. 아함까라는 잠재의식적인 마음의 삼스까라(잠재적인 인상)들을 휘젓지만, 삿뜨와(균형)의 영향 아래서는 일시적으로 이 작용을 거두어들인다.

라자식한 아함까라는 개인 안에 '자아성'의 불씨를 지피면서 강한 활동성과 불안을 일으키는 동적인 세력이다. 궁극적으로 그것은 생각과 행위의 소산(消散)으로 이끈다. 따마식한 아함까라는 고통스럽고 부정적인 삼스까라를 강화시키며, 그리하여 의심, 염려, 두려움, 꾸물거림을 일으킨다.

아함까라는 지바(개별적인 영혼)의 제한과 해탈 둘 모두의 근원으로 여겨질 수 있다. 그것은 인생의 여정에서 우리와 함께 오랫동안 머물 수 있지만, 우리는 사다나를 통해 그 부정적인 세력들을 점점 정제시킬 수 있다. 땃뜨와 숫디 행법으로 우리는 에고의 미묘성을 더 많이 자각하게 되며, 그리하여 보다 낮은 그 작용들과 우리 자신을 분리시키는 것을 더 쉽게 만든다.

마나스와 칫따

마나스와 칫따는 외부적인 마음과 마음재료(mindstuff), 즉 깨어 있는 상태와 꿈 상태에서 또렷한 재료를 나타낸다. 칫따는 삼스까라, 원형, 기억의 형태로 된 모든 경험의 자리이며 마나스(생각/역생각)는 그 표현 매체 또는 수단이다. 마나스와 칫따는 홀로 작용하지만은 않는다. 그것들은 붓디의 논리적인 추론과 아함까라의 독단적인 경향들의 안내를 받는다.

마나스의 고유한 특질은 라조구나에 지배되는 것이다. 그것은 영원히 분산되며 다양화된다. 어린아이가 장난감을 집어 들었다가 곧 그것을 버리고 다른 것을 찾듯이, 하나의 생각에서 또 다른 것으로 계속 뛰어다니는 것이 마나스의 경향이다.

이 라자식한 경향은 마나스가 아함까라의 세력 아래 올 때 따마스

상태로 바뀌며, 붓디의 세력 아래 올 때 평형(삿뜨와)의 상태로 변형된다. 그리하여 아함까라와 붓디는 마나스를 통해 작용하면서, 행복과 불행, 고통과 쾌락의 경험을 창조하기 위해 칫따에 저장된 과거 인상들의 내용에 의존한다.

마나스의 활동은 세 가지 구나의 영향력 아래 부단히 변한다. 삿뜨와 상태에서 마나스는 안정되고 예리해지며 집중된다. 라자스의 영향을 받는 마나스는 감각을 활성화시키고 지성의 균형을 빼앗는다. 따마식한 마나스는 지성과 감각을 게으르고 비활동적으로 만든다.

칫따는 때때로 보다 높은 마음 또는 지성으로 일컬어지기도 하지만, 여기서는 기억으로서의 그 작용에만 관계된다. 삿뜨와의 영향력 아래에서는 칫따 안에 들어 있는 감각인상들이 물러나 의식이 동요되지 않은 채 유지된다. 라조구나의 영향력을 통해서는 라자식한 삼스까라들이 **비깔빠**(vikalpa 상상)와 **비빠르야야**(viparyaya 거짓된 지식)의 형태로 칫따에서 각성된다. 이 상태에서 칫따는 지식과 무지, 열정과 냉철함, 이 두 가지 유형의 삼스까라를 모두 갖고 있다.

따마스가 칫따에 영향을 주면 바람직하지 않은 삼스까라들이 샘솟는다. 그리하여 개인은 모든 좋은 삼스까라들을 감추는 **바사나**(vasana 뿌리 깊은 욕망)들로 흐려진다. 부적절한 삼스까라들을 제거하는 것은 성찰, 다라나, 디아나 과정을 통해서만 가능하다. 땃뜨와 슛디 수련의 완성은 수행자를 예리한 집중과 명상으로 이끌어주며, 그 결과 자각은 땃뜨와들의 성질에 반영될 수 있게 자유로워진다.

자아각성의 달성으로 가는 주된 길은 안따 까라나를 통해 있다는 것을 깨달아야 한다. 그 발전 방향에 대한 충분한 지배력을 얻기 위해서는 딴뜨라와 요가의 사다나에 의지해야 할 것이다. 땃뜨와 슛디 행법에서는 안따 까라나의 잠재적인 세력들을 이용하여 자각을 거친 경험들로부터 보다 높은 경험을 향해 보낸다.

8. 빤차땃뜨와: 다섯 가지 원소

　모든 물질은 다섯 가지 땃뜨와 또는 부따, 즉 원소들의 조합으로 이루어져 있다고 딴뜨라는 규정한다. "창조는 땃뜨와들 때문에 일어나며 그것들에 의해 지탱된다."고 《쉬바 스와로다야*Shiva Swarodaya*》는 설명한다. 《딴뜨라라자 딴뜨라*Tantraraja Tantra*》에서 샥띠는 쉬바에게 "모든 땃뜨와는 어디에 존재합니까? 몸 안입니까, 아니면 밖입니까?"라고 묻는다. 땃뜨와들은 몸과 마음 전체에 스며든다고 쉬바는 대답한다. 우리가 행하고 생각하는 모든 것은 이 땃뜨와들의 영향 아래 있다. 그러므로 요가에서는 땃뜨와들이 어떻게 행동하며 어떤 방식으로 제어·활용될 수 있는지 알 필요가 있다.

　다섯 가지 땃뜨와는 아까샤(에테르), 바유(공기), 아그니(불), 아빠스(물), 쁘리트비(흙)로 알려져 있다. 그렇지만 이 땃뜨와들을 물리적이거나 화학적인 원소로 오인해서는 안 된다. 쁘리트비는 우리 주위에서 보는 흙이 아니다. 물은 우리가 마시거나 목욕하는 물이 아니다. 불도 우리가 따뜻하게 하려고 지피는 그것이 아니다. 그것들은 서로 다른 에너지 또는 쁘라나 진동에 의해 창조되는 빛과 소리의 발산의 결과로 여겨야 한다.

점성학은 이 땃뜨와(원소)들 가운데 처음 네 가지(흙, 물, 불, 공기)가 우리의 인격, 마음, 감정, 운명에 큰 영향력을 가지고 있다는 것을 증명했다. 하지만 가장 미묘하고 중요한 원소, 즉 영적인 경험을 책임지는 에테르를 포함시키지는 못했다. 그러나 땃뜨와들을 훨씬 더 상세하게 조사한 딴뜨라와 요가의 과학은, 사람이 이 다섯 가지 땃뜨와로 이루어져 있으며 계속 그 영향을 받고 있다고 분명히 말했다.

딴뜨라 교전들은 수행자가 미래를 예언할 뿐만 아니라 하루 종일 자신의 행위로부터 생기는 결과를 제어할 수도 있게 해주는 땃뜨와들에 대한 완전한 과학을 이야기한다. 물론 이것이 이 지식을 달성하기 위해 노력하는 목표가 되어서는 안 된다. 그것은 땃뜨와들과 우리 삶의 전체 구조 사이의 밀접한 관계를, 그래서 우리가 땃뜨와 갸나, 즉 원소들에 대한 지식을 통해 운명을 바꾸는 것도 가능하다는 점을 암시할 뿐이다.

이 다섯 가지 땃뜨와는 각각의 후속 땃뜨와가 그 이전 것으로부터 파생되는 연결된 시리즈의 부분을 형성한다. 진화하기 위한 첫 땃뜨와는 무한한 양의 잠재적인 에너지를 내포하고 있는 차별화되지 않은 물질인 아까샤이다. 그러므로 아까샤는 에너지와 물질 모두 의식의 품 안에서 잠복성의 잠재적 상태로 존재하는 미묘한 상태이다.

아까샤의 입자들에 고유한 에너지가 진동하기 시작하면서 움직임이 창조되며 바유 땃뜨와가 공기 형태로 출현한다. 바유 입자들은 가장 커다란 움직임의 자유를 가지고 있으므로 바유 땃뜨와는 편재하는 움직임으로 나타난다. 바유에서의 과도한 에너지 움직임 때문에 열이 발생되며, 이 열은 다음 땃뜨와인 아그니의 출현을 위한 원인으로 작용한다.

아그니 땃뜨와에서는 에너지의 움직임이 바유 땃뜨와보다 덜하다. 이 움직임의 감소는 아그니 땃뜨와로 하여금 그 방사열의 일부를 몰아내어 식혀서 아빠스(물) 땃뜨와로 만들 수 있게 해준다. 아빠스 땃뜨와의 탄생으로 바유 땃뜨와의 움직임의 완전한 자유와 아그니 땃뜨와의 움직임의 부분적인 자유가 상실된다. 원소들의 입자들은 분명한 공간 안에 한정되어 작은 반지름 안에서만 움직인다.

마지막 땃뜨와인 쁘리트비는 아빠스를 쁘리트비로 응고시키는 에너지 진동의 그 이상의 감소로부터 진화한다. 여기서는 아빠스 안의 제한된 움직임의 자유조차 상실된다. 쁘리트비의 각 입자는 그 자신의 공간을 가지고 있으며, 모든 진동은 그것이 차지하는 공간에 한정된다.

모든 땃뜨와들의 순열과 조합을 통한 물질의 창조
물질을 창조하기 위해서 이 다섯 가지 원소는, 자연의 복잡한 과정인 순열과 조합의 과정을 겪는다. 각 원소는 동등한 두 부분으로 나누어지며, 두번째 부분은 더 나아가 동등한 네 부분으로 나누어진다(즉 전체의 8분의 1이 된다). 그 다음 첫 부분(원소의 반)은 물질을 구성하기 위해 다른 네 가지 원소들 각각의 8분의 1과 조합한다. 즉 에테르의 반이 다른 네 가지 원소 각각의 8분의 1과 조합하며, 마찬가지로 같은 과정이 원소들 각자마다 일어난다.

이것을 5배화 과정이라고 하며, 이 뒤에 순열과 조합이 일어난다.

미묘한 원소들을 거친 물질로 전환시키는 이 과정을 **빤치까라**(panchikara)라고 하는데, 육체와 전체 우주가 이 과정을 통해 생성된다. 육체에는 이 원소들이 흙, 물, 불, 공기, 에테르 순으로 5:4:3:2:1의 비율로 존재한다. 이 비율은 개인의 육체적 · 정신적 · 영적인 역량을 결정한다.

서로 다른 순열과 조합은 서로 다른 결과를 낳는다. 설명을 위해, 만일 사람을 형성하기 위해 조합하는 필수적인 요소들의 일부를 가감하여 그것들의 순열과 조합을 살짝 바꾼다면 그 결과는 원숭이나 코끼리 또는 염소가 될 수 있을 것이라고 해보자. 존재하는 물질의 정확한 조합과 비율은 자연에게만 알려져 있으며 이것은 그 비밀 중 하나로 남았다. 이 비밀을 밝힐 수 있다면 머지않아 물질은 실험실에서 과학자의 명령에 따라 만들어지고 파괴될 것이다.

이것은 믿기 어려운 일이 아니다. 실제로 전송사진술이나 위성전송의 과정이 같은 원리에 근거하고 있다. 한 나라에서 다른 나라로 사건들을 보내기 위해 그것들은 사진이 아니라 소리와 빛의 파장으로 전송된다. 나중에 이 파장은, 전송된 정확한 사진을 재생시키기 위해 재조립된다. 생명체와 무생명체로도 조만간 이와 같은 일을 할 수 있을 것이다. 예를 들어, 지구에서 (몇 광년 떨어져 있는) 목성으로 여행해야 한다면 우리는 먼저 빛과 소리의 파장으로 전환될 것이며, 목적지에 도달한 뒤에 우리 자신의 형태로 재조립될 것이다. 그것은 이상한 소리 같지만 개념을 파악할 수 있다면, 몸이 무엇으로 이루어져 있는지, 그리고 그것이 어떻게 우리가 인식하는 형태로 농축되었는지 정확히 이해할 수 있을 것이다.

진화의 계획에서 이 다섯 가지 땃뜨와는 딴마뜨라들을 지배하는 따마스로부터 비롯되었다. 딴마뜨라는 땃뜨와를 인식시켜주는 추상적인 특질이다. 그리하여 아까샤는 샵다 딴마뜨라(소리), 바유는 스빠르샤 딴마뜨라(감촉이나 느낌), 아그니는 루빠 딴마뜨라(모양이나 모습), 아빠스는 라사 딴마뜨라(맛), 쁘리트비는 간다 딴마뜨라(냄새)를 통해 인식된다.

이 딴마뜨라(감각인식의 근본 원리)들은 인지하여 작용하게 해주는 감각기관(인드리야)들과 복잡하게 연결되어 있다. 인드리야에는 갸넨드리야(인식기관)와 까르멘드리야(행위기관)의 두 종류가 있다. 그렇지만 인드리야들은 자체로 충분하지 않아 마음의 특질들인 상깔빠/비깔빠(sankalpa/vikalpa 선택과 거부)에 의존한다. 또한 인드리야들을 통해 생산되는 감각들도, 그것들을 개인적인 경험으로 확인하는 아함까라와 모든 경험을 인지하는 붓디에 예속된다.

따라서 모든 땃뜨와는 별도로 존재하는 개별적인 실체들로서가 아니라 순수한 의식의 연장으로 여겨져야 한다. 진화의 과정에서는 미묘한 상태들이 더 거친 상태들을 일으키며, 더 거친 각각의 상태는 그 원인을 위해 이전의 원소를 가진다는 것을 기억해야 한다. 그리하여 원인은 결과의 필수적인 부분이다.

아까샤 딴마뜨라로부터 진화하는 아까샤 땃뜨와는 다른 네 가지 땃뜨와의 특질들을 내포하고 있지 않다. 그 특질들이 아까샤 땃뜨와보다 더 거칠기 때문이다. 아까샤로부터 아까샤 딴마뜨라와 바유 딴마뜨라로 이루어진 바유가 진화한다. 바유로부터 아까샤 딴마뜨라와 바유 딴마뜨라, 그리고 아그니 딴마뜨라를 내포하고 있는 아그니 땃뜨와가 생긴다. 아그니는 나중에 아까샤 딴마뜨라, 바유 딴마뜨라, 아그니 딴마뜨라, 아빠스 딴마뜨라를 내포하고 있는 아빠스로 발전한다. 마지막 땃뜨와인 쁘리트비에는 다섯 가지 모든 땃뜨와의 특질이 조합되어 있다.

그러므로 땃뜨와들에 기인하는 특질들은 서로 뒤섞여 있으며, 각 땃뜨와는 지배적인 특징을 가지고 있음에도 불구하고 자신이 진화해 나온 땃뜨와의 특질들의 일부를 흡수하기도 한다. 에테르는 소리의 특질을 가지고 있으며, 공기는 감촉이 지배적이기는 하지만, 소리와 감촉의 특질을 모두 가지고 있다. 아그니는 그 지배적인 특질로서 모양을 가지고 있으면서 소리와 감촉의 흔적이 있다. 아빠스는 맛이 지배적이지만 소리, 감촉, 모양의 특질들도 가지고 있다. 쁘리트비에서는 냄새가 지배적인 특질이지만 소리, 감촉, 모양, 맛도 존재한다. 그러므로 쁘리트비는 그 광범위한 감각인식 때문에 인식하기에 가장 거친 땃뜨와이며, 매개로서 소리만 가지고 있는 에테르는 가장 미묘하다는 것을 쉽게 확인할 수 있다.

우리 몸의 전체적인 물질을 구성하는 이 다섯 가지 땃뜨와는 어머니의 자궁에서 가장 거친 형태로 변했다. 석유가 경유로 정제되어야 하듯이, 그것들의 거칢은 정제되어야 한다. 땃뜨와 숫디의 목표는, 이 정제를 가능하게 해서 땃뜨와들의 거칢이 보다 미묘한 땃뜨와들과 관련된 경험들로 변형될 수 있게 하는 것이다. 과학자가 현미경으로 가장 사소한 형태의 생명체를 관찰할 수 있는 것처럼, 땃뜨와 숫디에서 수행자는 물질이 그 조밀한 형태로가 아니라 의식으로 인식되는 세계로 이끌린다.

모든 땃뜨와는 다섯 가지 특징을 가지고 있으며, 땃뜨와를 정복하기 위해서 수행자는 이 특징들에 대한 **삼야마**(samyama 집중 · 명상 · 사마디의 자생적인 조합)를 수련해야 한다고 빠딴잘리의 《요가 수뜨라》에

다섯 가지 원소의 특징

	흙	물	불	공기	에테르
성질	무거움	시원함	뜨거움	불규칙적임	뒤섞임
특질	무게; 점착	유동성; 수축	열; 팽창	운동; 움직임	확산됨; 공간을 줌
색	노랑	흰색	붉은색	청회색	거무스름한 색
모양	사각형	초승달	삼각형	육각형	반두점
차끄라	물라다라	스와디스타나	마니뿌라	아나하따	비슛디
만뜨라	람(lam)	밤(vam)	람(ram)	얌(yam)	함(ham)
딴마뜨라	냄새	맛	보기	감촉	소리
몸에서의 작용	피부; 혈관 뼈 형성	모든 체액	식욕; 감충 수면	근육팽창, 수축	감정; 열정
까르멘드리야	항문	생식기관	발	손	성대
갸넨드리야	코	혀	눈	피부	귀
위치*	발가락에서 무릎까지	무릎에서 배꼽까지	배꼽에서 심장까지	심장에서 미간까지	미간에서 머리 꼭대기까지
정신적인 상태	아함까라(에고)	마나스(생각/역생각)	붓디(식별)	찟따(심령적인 내용)	쁘라갸(직관)
교사	안나마야	쁘라나마야	마노마야	위갸나마야	아난다마야
쁘라나 바유	아빠나	쁘라나	사마나	우다나	비야나
로까	부(bhu)	부바르(bhuvar)	스와르(swar)	마하(maha)	자나(jana)
방향	동	서	남	북	중앙과 위

* 땃뜨와 숫다처럼

서는 말한다. 빠딴잘리는 이 과정을 **부따 자야**(bhuta jaya 원소들 정복)라 칭했다.

이 다섯 가지 땃뜨와의 첫번째 특징은 감각을 통해 소리, 감촉, 모양, 맛, 냄새로 얻어지는 경험들과 관련된 거친 형태이다. 두번째는, 예를 들어 흙의 고체성, 물의 액체성, 불의 열, 공기의 움직임과 진동, 에테르의 공간성 같은 원소들의 특질이다. 세번째는 딴마뜨라들의 미묘성과 관련된 미묘한 면이다. 마치 감각인식의 거친 영역이 있듯이, 땃뜨와들이 미묘한 소리, 미묘한 감촉, 미묘한 모양, 미묘한 맛, 미묘한 냄새로 경험되는 보다 미묘한 상태가 있다. 이 미묘한 형태들은 종종 심령적인 광경들로 칭해지는 고감도의 감각인식 상태들이다.

땃뜨와들의 네번째 면은 삿뜨와, 라자스, 따마스의 세 구나와 관련된다. 광휘, 활성, 비활성을 나타내는 이 세 구나는 다섯 가지 땃뜨와의 통합적인 부분이다. 그리하여 아까샤, 바유, 아그니, 아빠스, 쁘리트비는 그 삿뜨윅한 상태, 라자식한 상태, 따마식한 상태에서 몸에 존재한다고 여겨진다. 영적인 경험을 달성하기 위해서 수행자는 땃뜨와들의 따마식한 상태와 라자식한 상태를 진압하여 그것들을 삿뜨와의 광휘로 변형시켜야 한다. 이 변형을 바로 땃뜨와 슛디 행법이 가능하게 해주는 것이다.

땃뜨와들의 다섯번째 면을 **아르타밧뜨와**(arthavattwa)라고 하며, 땃뜨와들의 목적을 의미한다. 땃뜨와들이 창조된 것은 물질로부터 의식의 향유와 해탈을 위한 것이라고 경전들은 만장일치로 주장한다.

이 다섯 가지 땃뜨와들의 알려진 다른 특징들은, 땃뜨와들 안에서의 에너지 움직임에 의해 창조되는 **샵다**(소리), **바르나**(색), **루빠**(모양)이다. 땃뜨와들의 서로 다른 색들은 각 땃뜨와에서의 에너지 진동 주파수를 암시한다. 아까샤 땃뜨와에는 실질적으로 진동이 없기 때문에 그것은 검은색이다. 바유는 파란 빛의 주파수, 아그니는 붉은 빛의 주파수, 아빠스는 하얀 빛, 그리고 쁘리트비는 노란 빛의 주파수로 진동한다.

소리인 에너지의 다른 현현은 땃뜨와들의 비자 만뜨라로 특징지어진다. 아까샤의 비자 만뜨라는 **함**(Ham), 바유는 **얌**(Yam), 아그니는 **람**(Ram), 아빠스는 **밤**(Vam), 쁘리트비는 **람**(Lam)이다. 소리와 빛은 함께 결합하여 에너지에 형상을 부여하며, 아까샤는 원형, 바유는 육각형, 아그니는 역삼각형, 아빠스는 초승달, 쁘리트비는 노란 사각형으로 인식된다.

사이매틱스(cymatics: 음파가 어떻게 무늬, 모양, 움직임의 과정을 생산하고 그에 영향을 주는가를 연구하는 학문)에서의 최근 연구는, 빛과 소리 그리고 모양이 에너지 현현에서의 서로 다른 단계들이라는 것을 보여주었다. 이를 증명하기 위해 만뜨라를 정확히 발성하여 토너스코프(tonoscope: 스위스의 한스 제니가 발명한 장치로, 매개체의 연결을 필요로 하는 전기적 설비 없이 인간의 목소리를 시각적으로 볼 수 있게 해줌)에 입력하자 이 장치는 만뜨라를 시각적 형태로 재생했다. 땃뜨와 만뜨라들은 상응하는 모양과 색을 가지고 있으며, 명상을 위한 근거로 모양을 색 대신 대체시킬 수 있다.

죽음 뒤에 일어나는 것

이 땃뜨와들은 개별적인 영역뿐만 아니라 집단적이거나 보편적인 영역에서도 존재한다. 우주적인 영역은 창조가 영원히 일어나고 있는 곳이며, 개별적인 영역은 땃뜨와들이 물질에 빠져드는 곳이다. 물질이 쇠퇴하거나 분해되면 이 개별적인 땃뜨와들은 보편적인 영역으로 돌아가 제각각의 우주적인 짝들과 섞인다. 죽음의 시간에는 몸과 마음을 구성하는 개별적인 땃뜨와들이 자신들의 원천으로 돌아간다. 그리하여 아까샤는 아까샤로, 바유는 바유로, 아그니는 아그니로, 아빠스는 아빠스로, 쁘리트비는 쁘리트비로 돌아가면서 다른 형태의 물질로 창조되기를 기다린다.

마지막으로 땃뜨와들의 분석에서, 이 땃뜨와들이 '지성의 원리', 즉 의식의 명령대로만 자신들의 역할을 한다는 점을 언급하는 것이 중요하다. 의식이 없으면 이 땃뜨와들은 움직이지 않으며 잠복되어 있다.

9. 개별적인 땃뜨와들

아까샤 땃뜨와: 에테르 원소

아까샤라는 말은 물질이 존재할 수 있는 공간을 제공하는 것을 의미한다. 거친 수준에서 그것은 두 사물 사이의 거리로 정의될 수 있으며, 에테르를 가리키기도 한다. 빤차땃뜨와들 가운데 가장 미묘한 아까샤는 편재하며 움직임이 없다.

아까샤 땃뜨와는 감각기관 **스로뜨라**(귀)를 통해 전해지는 거친 소리, 미묘한 소리, 원인적인 소리 인식의 전체 범위를 책임진다. 소리는 움직이기 위해 매개를 필요로 한다는 것을 우리는 알고 있다. 그 어떤 소리도 진공에서는 움직일 수 없으며, 그래서 아까샤 땃뜨와는 소리의 전달자로 여겨진다.

이 땃뜨와의 진동은 너무 미묘해서 외부적인 감각으로 인식될 수 없다고 한다. 우리의 감각은 그 주파수에 동조되지 않았기 때문에 그 것들을 통해 작용하는 한 우리는 아까샤(에테르)의 미묘한 진동을 경험할 수 없다. 에테르는 일반적으로 가장 빠른 속력을 가지고 있다고 알려진 빛의 속도보다 더 빨리 움직인다고 한다.

빛은 점에서 생기며 그 점에서부터 특정한 방향으로 움직인다. 하나의 원천에서 발산되는 광선은 하나 이상의 방향으로 여행할 수 없다. 그렇지만 아까샤의 특질은 공간을 주는 것이며, 그 움직임은 많은 방향으로 확산된다. 그래서 정신적인 주파수가 디아나를 통해 아까샤의 주파수에 상호 관련될 때 우리 경험은 시간을 넘어설 수 있으며, 그때 과거, 현재, 미래를 인식할 수 있다.

아까샤 땃뜨와는 한계가 없고 전 우주에 스며들기 때문에 그 형태는 원형의 허공으로 인식된다. 허공은 빛이 없이 존재하므로 아까샤는 색이 없이 투명하거나 검은색으로 묘사되었다. 암흑 안에는 스펙트럼의 모든 색이 포함되어 있다. 그리하여 땃뜨와 숫디에서 시각화되는 아까샤 땃뜨와의 얀뜨라는 많은 색으로 점 찍힌 원형의 검은 허공이다.

아까샤 땃뜨와는 평범한 의미에서 물질이 아니다. 따라서 물리적인 수단으로 에테르를 발견하는 것은 가능하지 않았다. 그렇지만 거친 마음을 초월한 땃뜨와 갸니들이 아까샤 땃뜨와의 정수를 깨닫는 것은 가능했다. 그것이 바로 딴뜨라가 이 땃뜨와를, 성질에 있어서 육체적이 아니라 정신적인 것으로, 그리고 치다까샤로 알려진 감은 눈앞에 있는 '의식의 공간'으로 칭한 까닭이다.

아까샤 땃뜨와는 공간 개념의 창조를 책임지며, 인간의 몸에서는 서로 다른 기관들을 에워싸고 있는 공간을 제어한다. 마음의 수준에서 아까샤 땃뜨와는 사람에게 있는 감정과 열정들을 제어한다. 아까샤 땃뜨와가 지배적이면 마음은 우리에게 익숙한 감각경험들로부터 돌아선다고 할 수 있다. 그렇지만 아까샤의 흐름이 매 시간 5분 동안만 있기 때문에 이것은 매우 드물게 일어난다. 이를 감안하면 대다수의 사람들이 감각경험의 영역에 있다는 것은 이상하지가 않다. 아까샤 땃뜨와의 흐름을 유도함으로써 이것을 초월할 수 있는 것은 오직 땃뜨와 갸니뿐이다.

아까샤 땃뜨와는 영적인 진보에서 가장 영향력이 크다. 물질적인 이익에 대한 구속 측면에서 그것은 파괴적인 원소라고 할 수 있지만, 영적 진보를 위해서는 가장 영향력이 크다. 그래서 아까샤 땃뜨와가 흐르고 있을 때 집중과 명상을 수련해야 한다고 권장하는 것이다.

육체적으로 아까샤는 머리 꼭대기에 있으며, 정신적으로는 무의식적인 마음에 관련된다. 그 심령적인 위치는 비슏디 차끄라에 있다. 그것이 각성시키는 영적인 경험들은 **자나 로카**(jana loka 원인적인 몸)와 **아난다마야 꼬샤**(anandamaya kosha 원인적인 몸 너머)와 관련된다.

바유 땃뜨와: 공기 원소

바유는 '공기', 또는 '기체 형태로 된 것'으로 번역되어 왔으며, 바람의 성질을 가지고 있다. 아까샤 땃뜨와의 어두운 허공이 움직임으로 동요되면 빛 에너지가 창조된다. 이것은 허공의 어둠을 줄이며 바유 땃뜨와의 특징인 회청색을 일으킨다. 그리하여 땃뜨와 숟디에서 시각화되는 바유의 얀뜨라는 육각형을 형성하는 여섯 개의 회청색 기체 점들로 되어 있다.

바유 땃뜨와는 전기에너지, 화학에너지, 그리고 활력 에너지 등 그 모든 다양한 형태로 된 동적인 에너지를 뜻한다. 이런 의미에서 그것은 몸의 쁘라나도 포함한다. 바유의 타고난 특질은 수축과 팽창을 통한 움직임이며, 바유는 생명 유지에 필요한 다섯 가지 공기(쁘라나, 아빠나, 사마나, 우다나, 비아나)를 통해 몸에 있는 이 특질들을 제어한다.

육체에서 바유 땃뜨와는 촉감이 감각기관 **뜨와차**(twacha 피부)를 통해 감각신경들을 경유해서 뇌에 있는 그것들의 상응중추로 전해질 수 있게 해준다. 촉감은 바유 땃뜨와의 가장 일반적인 작용이다. 그렇지만 이 감각이 개발되어 고감도가 되면, 우리는 우리의 안과 밖에 있는 순수한 에너지의 움직임 같은 훨씬 더 높은 주파수의 감각들에 반응할 수 있다.

바유 땃뜨와는 그 원인인 아까샤 땃뜨와처럼 물질적인 의미에서 보이지 않는다. 이 미묘한 단계에서 물질은 아직도 차별화되지 않은 형태로 있다. 그것은 움직이고 있는 에너지로 묘사될 수 있다. 부단한 움직임은 변화를 창조하므로 바유 땃뜨와의 영향력은 한 사람과 그 환경에서 불안정과 변덕을 일으킨다.

그 동요시키는 영향력 때문에 바유는 물질적인 이익에도 해로울 수 있다. 그렇지만 바유 땃뜨와의 흐름은 예기치 않은 '뇌파'를 책임지는 생각과정에 영향을 주기 때문에 문필적인 추구에는 이롭다. 예를 들어, 바유 땃뜨와가 흐르는 동안 앉아서 책을 쓴다면 그 책은 베스트셀러가 되기 쉽다.

육체적으로 바유 땃뜨와는 가슴에서부터 미간까지의 영역에 있다. 정신적으로는 잠재의식적인 마음에 관련되며, 심령적으로는 아나하따 차끄라에 있다. 이 땃뜨와에 관련된 영적 경험들은 **마하 로까**(maha loka)와 **위갸나마야 꼬샤**(vijnanamaya kosha 직관적인 몸)에 해당한다.

아그니 땃뜨와: 불 원소

아그니(불)는 '날카롭게 하다' 또는 '갈다'를 뜻하는 **떼자스**(tejas)라고도 한다. 이 땃뜨와는 그 첫 현현 단계에 있는 에너지이며, 이 단계에서 그것은 우선 빛으로 상상된다. 모양이 인식되는 것은 바로 빛의 출현에 의해서이므로 빛이 없는 곳에서는 인식될 수 있는 모양이 없다. 그리하여 아그니는 자신이 진화해 나온 바유 땃뜨와의 서로 다른 종류의 에너지에 한정 또는 모양을 주는 특질을 나타낸다. 아그니 땃뜨와는 감각기관 **차끄슈**(chakshu 눈)를 통해 인지되는 모양(루빠)의 인식을 책임진다.

모양의 탄생은 에고의 탄생과 밀접하게 연결되어 있다. 에고는 자신을 모양과 동일화하며 이는 집착으로 귀결된다는 것을 우리는 알고 있다. 그러므로 모양의 존재가 없으면 집착하지 않을 수 있다. 그래서 단지 모양의 첫 현현으로서만이 아니라 아함까라가 자신을 내세우기 시작하는 단계로서도 아그니 땃뜨와를 이해해야 한다. 빛이 에너지에게 모양을 줄 때, 동시에 발전해온 아함까라는 자신 밖에 있는 것을 처음으로 자각하게 된다. 그리하여 개별적인 에고의 병원균이 탄생된다.

빛은 서로 다른 주파수들에서의 에너지 진동이며, 이 주파수들은 다양한 색으로 인식될 수 있다. 그러므로 땃뜨와들을 나타내는 색들은 그 특정한 땃뜨와의 진동주파수를 의미한다. 아그니 땃뜨와에서 에너지는 불이나 과도한 열을 암시하는 붉은 빛의 주파수로 진동한다. 그리하여 땃뜨와 숫디에서의 아그니 얀뜨라는 불처럼 붉은 삼각형이다.

아그니 땃뜨와는 종종 맹렬한 세력으로 칭해지기도 했으며, 불안정을 나타내는 것으로 알려져 있다. 우리가 사는 세상에서도 불은 만나는 것은 무엇이든 태워 그 모양과 색 그리고 아마 운명도 변화시키는 것을 볼 수 있다. 이러한 의미에서 불의 영향력을 파괴적이라고 할 수 있지만, 보다 더 철학적인 견해에 비추어보면 그것은 변화, 성장, 진화를 위한 촉매로 보일 수 있다.

이 진화단계에서는 복사에너지와 열을 책임지는 에너지 진동이 증가된다. 이 진동 증가는 아그니 땃뜨와 입자들을 끊임없이 움직이게 하며 스스로 퍼지게 한다. 그러므로 아그니 땃뜨와는 소진·증가시킬 수 있는 특질을 함유하고 있다.

육체에서 아그니 땃뜨와는 소화·식욕·갈증·수면의 불을 조절하며 그것들을 증가시키거나 파괴한다. 따라서 아그니 땃뜨와는 제어되어야 하며, 그것이 바로 요가 교전들에서 딴뜨라와 요가의 행법들을 통해 소화의 '불을 부채질하라'고 권하는 까닭이다.

개조시키는 특질 때문에 아그니 땃뜨와는 단순히 파괴의 원소로 칭해질 수 없는데, 파괴를 통해 창조가 있기 때문이다. 예를 들어, 불은 금속의 불순물을 파괴하고 금, 은 등의 순수한 정수를 추출하기 위해 사용된다. 일상생활에서 아그니 땃뜨와의 영향력은, 변함없이 변화와 성장을 가져오는 논쟁, 싸움, 사건, 심지어 환경재난 같은 '격렬한 상황(hot situation)' 들로 이끌 수 있다.

육체적으로 아그니 땃뜨와는 심장과 배꼽 사이의 영역에 있으며, 정신적으로는 잠재의식적인 마음에 관련된다. 그 심령적인 위치는 마니뿌라 차끄라에 있다. 이 땃뜨와에 관련되는 영적 경험들은 **스와르로까**(swar loka)와 **마노마야 꼬샤**(manomaya kosha 정신적인 몸)의 차원에 속한다.

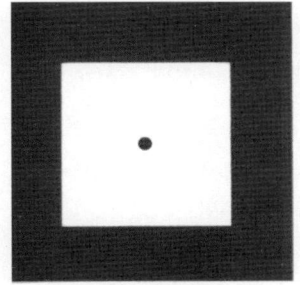
쁘리트비 लं

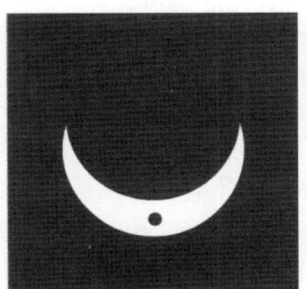
아빠스 वं

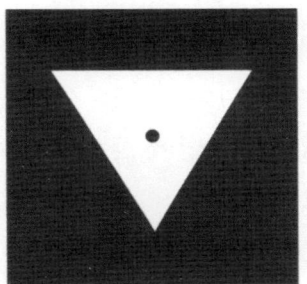
아그니 रं

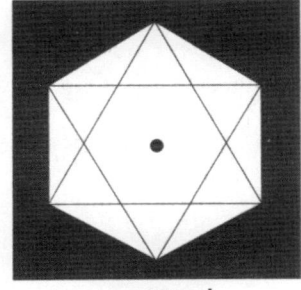
바유 यं

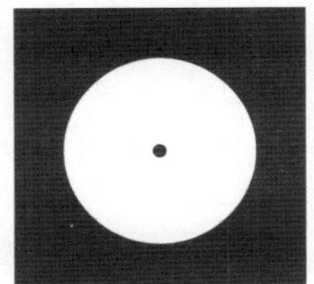
아까샤 हं

9. 개별적인 땃뜨와들 • 93

아빠스 땃뜨와: 물 원소

아빠스(물)는 '스며들다'를 뜻하는 어근 **아압**(aap)에서 파생되었다. 아빠스 땃뜨와는 아그니 땃뜨와로부터 출현하기 시작한 광대한 양의 매우 활동적인 물질로 묘사될 수 있다. 그것은 응집력 있고 분리된 물체들로 아직 분쇄되지 않았는데, 이 땃뜨와 안에서 되튀고 있는 원자들과 분자들이 아직 혼돈 상태에 있기 때문이다. 물리적인 우주는 출현하기 전에 아빠스 땃뜨와에서 스스로를 준비하고 있다고 한다. 고로 아빠스의 자궁 안에 들어 있는 우주의 개념을 암시하여 '임신한 물(pregnant waters)'이라는 용어가 있는 것이다.

그렇지만 아빠스 땃뜨와로부터 출현하고 있는 물질 안의 움직임과 활동은 거의 인식 불가능하다. 이 단계의 원자들이 보다 작은 공간에 한정되어 있기 때문이다. 예를 들어, 물로 결합된 수소와 산소 원자들은 수증기에서와 같은 움직임의 자유를 가지고 있지 않다. 마찬가지로 아빠스 땃뜨와의 원자들은 아그니나 바유 또는 아까샤 땃뜨와에서처럼 움직임의 자유를 가지고 있지 않다. 그리하여 그것은 교란상태로가 아니라 평온한 물의 대양으로 인식되며, 땃뜨와 슏디에서 시각화되는 아빠스 땃뜨와 얀뜨라는 물로 둘러싸인 하얀 초승달의 얀뜨라이다.

육체에서도 아빠스는 혈액, 점액, 담즙, 림프액 등의 형태로 된 물질로 출현하기 위한 실체적인 첫 땃뜨와이다. 따라서 그것은 체액을 제어하는 것으로 알려져 있다.

아빠스는 막 창조되려는 물질을 안에 담고 있기 때문에 세상의 사건들에 대해 아까샤나 아그니 또는 바유보다 더 창조적인 영향력을 가지고 있는 것으로 여겨진다. 그렇지만 아빠스 땃뜨와 안에 있는 물질은 계속 자신을 변화시켜 더 새롭게 배열되고 있기 때문에, 아빠스 땃뜨와가 활동하고 있을 때 일어나는 이로운 결과들은 영구적인 것이 아니다. 이 땃뜨와는 우리 자신과 세상일들에 관련된 생각에도 영향을 준다.

육체적으로 아빠스 땃뜨와는 배꼽과 무릎 사이의 영역에 있으며, 정신적으로는 잠재의식적인 마음과 의식적인 마음에 관련된다. 그 심령적인 위치는 스와디스타나 차끄라에 있다. 이 땃뜨와에 관련된 영적 경험들은 **부바르 로까**와 **쁘라나마야 꼬샤**(활력의 몸)와 상응한다.

쁘리트비 땃뜨와: 흙 원소

물질/에너지 복합체의 마지막 땃뜨와는 **쁘리트비**(흙)이다. 쁘리트비는 '존재하다'를 뜻하는 **부미**(bhumi)로도 알려져 있다. 그것은 존재를 의미하는 우리가 사는 땅과 흙을 뜻하기도 한다. 쁘리트비 땃뜨와에서 에너지 입자들은, 각 원자를 에워싸고 있는 당면한 공간 안에서만 회전하면서 거의 정적으로 보일 때까지 농축되었다. 그리하여 이 땃뜨와에서 에너지는 고체나 액체 또는 기체 형태로 된 구체적인 물질로 보인다.

쁘리트비 땃뜨와에서 에너지는 이전 땃뜨와들에서보다 훨씬 더 낮은 주파수로 진동하며 노란색 빛으로 인식될 수 있다. 그러므로 땃뜨와 숫디에서 쁘리트비 땃뜨와의 얀뜨라는 노란색 사각형으로 시각화된다.

쁘리트비 땃뜨와는 고체성, 무게, 응집성이 있는 것으로 생각된다. 육체에서 그것은 뼈와 그 밖의 기관들의 세포구조에 있는 고체성이며 무게와 농도를 창조한다. 이전 땃뜨와들로부터 진화한 쁘리트비는 그것들의 특질도 내포하고 있지만 지배적인 특질은 냄새이다. 쁘리트비의 미묘한 인식은 코라는 감각기관을 통해 전해지는 **간다**(냄새)이다.

바유 땃뜨와와 반대로 쁘리트비 땃뜨와는 육체적·정신적으로, 그리고 환경의 모든 면에서 안정과 영구성을 가져다준다. 그것은 물질적인 이익과 세상적인 운의 추구에 가장 도움이 된다.

육체적으로 쁘리트비 땃뜨와는 발가락과 무릎 사이의 영역에 있으며, 정신적으로는 마음의 의식적인 수준과 잠재의식적인 수준에 관련된다. 그 심령적인 위치는 물라다라 차끄라에 있다. 이 땃뜨와에 관련된 영적 경험들은 **부 로까**(bhu loka)와 **안나마야 꼬샤**(annamaya kosha 거친 몸)의 차원들에 해당한다.

10. 땃뜨와와 꼬샤

다섯 가지 땃뜨와 또는 마하부따들이 현현하는 서로 다른 존재 수준들을 요가에서는 꼬샤(kosha)라고 한다. **꼬샤**는 문자적으로 '덮개'를 뜻하며, 이 맥락에서 영 또는 순수의식인 사람의 내적인 정수를 덮고 있는 서로 다른 층들을 가리킨다. 사람은 그러한 다섯 가지 꼬샤에 에워싸여 있으며, 각각의 꼬샤는 진동이 이전 것보다 더 미묘하고 특정한 자각과 경험 수준에 관련된다.

첫번째이며 가장 거친 덮개는 안나마야 꼬샤(음식으로 만들어진 덮개)이며, 다음은 쁘라나마야 꼬샤(쁘라나로 만들어진 덮개), 그 다음은 마노마야 꼬샤(마음과 생각으로 만들어진 덮개), 위갸나마야 꼬샤(직관으로 만들어진 덮개), 그리고 마지막으로 아난다마야 꼬샤(지복으로 이루어진 덮개)이다.

안나마야 꼬샤는 의식적인 마음 그리고 육체와 관련된다. 마노마야 꼬샤는 잠재의식적인 마음 그리고 미묘한 몸과 관련되며, 쁘라나

마야 꼬샤는 둘 사이의 연결고리로 마음과 몸의 두 상태들에 모두 관련된다. 아난다마야 꼬샤는 무의식적인 마음과 원인적인 몸에 관련되며, 초월적인 의식으로 이끌어준다. 위갸나마야 꼬샤는 잠재의식적인 마음/미묘한 몸과 무의식적인 마음/원인적인 몸 사이의 연결고리이다. 안나마야 꼬샤는 쁘리트비 땃뜨와, 쁘라나마야는 아빠스, 마노마야는 아그니, 위갸나마야는 바유, 그리고 아난다마야는 아까샤의 영향을 지배적으로 받는다.

사람의 존재의 미묘한 차원들은 딴뜨라와 요가 그리고 그 밖의 영적 행법들의 수련을 통해서만 도달할 수 있다. 땃뜨와 슛디 사다나에서는 호흡을 제어하고 쁘라나 공급을 증가시킴으로써 안나마야와 쁘라나마야 꼬샤들에 영향을 주고 있다. 마노마야와 쁘라나마야 꼬샤들은 집중의 영향을 받는다. 위갸나마야 꼬샤는 땃뜨와 얀뜨라들에 대한 뜨라따까로 각성된다. 이 네 가지 꼬샤들에 대한 영향은 아난다마야 꼬샤에서의 경험으로 이끌어준다. 그렇지만 아난다마야 꼬샤에 영향을 줄 수 있는 직접적인 행법은 없다.

로까	수준	지배적인 땃뜨와
부(Bhu)	육체적인 수준	쁘리트비(흙)
부바르(Bhuvar)	중간 수준	아빠스(물)
스와르(Swar)	신성한 수준	아그니(불)
마하(Maha)	성자들과 싯디들의 수준	바유(공기)
자나(Jana)	리쉬들과 무니들의 수준	아까샤(에테르)
따뽀(Tapo)	해탈된 영혼들의 수준	마하뜨(보다 높은 의식)
사띠야(Satya)	궁극적인 진리의 수준	쉬바/샥띠(의식/에너지)

땃뜨와 숫디 수련에 기인하여 색, 빛, 냄새 등의 형태로 생기는 이 경험들은 보이지 않는 몸들의 산물이다. 땃뜨와들은 몸에 있는 모든 세포와 원자의 본질적인 부분이기 때문에, 미묘한 몸과 원인적인 몸 속으로 더 깊이 여행할수록 경험은 더 커진다. 그리하여 땃뜨와 숫디 사다나는 인간의 오라를 구성하는 보다 미묘한 층들의 깊숙한 곳들로 더 깊이 여행할 수 있게 해준다.

일곱 가지 로까: 의식의 영역들

눈에 보이지 않는 몸(꼬샤)들은 의식과 존재의 일곱 가지 수준들에도 연결·관련되어 있다. 이 수준들을 **로까**(loka)라고 한다. 각 로까는 자신이 깊이 각인된 물질로부터 의식이 천천히 자유로워지면서 통과하며 진화하고 있는 존재의 수준이다.

땃뜨와들의 영향은 빤차땃뜨와 또는 마하부따들의 영향 너머에 있는 마지막 사띠아 로까를 제외한 로까들 각각에 스며든다. 땃뜨와 숫디 사다나를 통해 존재의 모든 차원에서 자각을 증가시키고 땃뜨와들을 정화시킨다는 점을 깨닫는 것이 중요하다.

11. 땃뜨와와 호흡

다섯 가지 땃뜨와는 마음으로부터, 마음은 쁘라나로부터, 그리고 쁘라나는 순수의식으로부터 진화했다고 《찬도갸 우빠니샤드Chandogya Upanishad》에서는 말한다. 그리하여 땃뜨와들은 모든 창조물 형태에 존재한다. 육체에서 그것들은 에너지 통로(나디)들과 호흡(스와라)을 통해 몸과 마음에 작용하는 칫따 샤띠, 쁘라나 샤띠, 아뜨마 샤띠로서 명백하다.

스와라는 '흐름' 또는 '움직임'을 뜻한다. **나디**도 '흐름'을 의미한다. 나디는 미묘한 몸에서의 샤띠의 흐름이며, 스와라는 호흡에서의 샤띠의 흐름이다. 그러므로 스와라 샤스뜨라들은 숨과 나디들의 흐름에 대한 과학을 취급한다.

호흡에서 흐르고 있는 세 가지 샤띠들은 이다, 삥갈라, 수슘나로 알려진 몸에 있는 세 가지 주 나디들을 통해 흐른다. 몸이라는 물리적인 틀 안에는 7만2000개 나디들의 그물망이 있다고 한다. 이 모든 것들은 몸 전체로 쁘라나(활력 에너지)를 나르지만, 그것들 중에 이다와 삥갈라 그리고 수슘나의 세 나디가 몸·마음·의식의 정신신체적·영적인 상태들에 큰 영향을 미친다.

칫따 샤띠(이다의 세력)는 생각·마음·칫따의 모든 작용을 관장하는 아주 중요한 정신적 에너지이다. 모든 정신적 활동은 이다의 흐름과 우위의 결과이다. 이 에너지 흐름은 오른쪽 뇌 반구 활동에 영향을 주는 것으로 알려져 있는 왼쪽 콧구멍을 통한 숨의 흐름에 연결되어 있다. 그것은 **찬드라**(달) **스와라**라고도 하며, 몸 안에 있는 에너지의 음의 극성으로 여겨진다.

삥갈라에서 흐르는 쁘라나 샤띠는 지극히 중요한 생명력이며, 모든 활동적인 육체적 작용을 관장하는 에너지의 양의 극성이다. 우리가 온종일 하는 육체적인 일은 우리에게서 흐르고 있는 쁘라나 샤띠 수준의 직접적인 결과이다. 삥갈라의 활동은 왼쪽 뇌 반구 활동에 영향을 주는 오른쪽 콧구멍을 통한 숨의 흐름에 연결되어 있다. 그것은 **수리아**(해) **스와라**라고도 한다.

세번째 샤띠 또는 에너지인 아뜨마 샤띠는 쁘라나의 중심 통로인 수슘나 나디를 통해 흐른다. 이다가 정신적인 에너지의 통로이고 삥갈라가 활력 에너지 세력의 통로인 반면, 수슘나는 영적인 에너지 세력의 통로이다. 수슘나는 중립 에너지이며, 그것이 활동적일 때 숨은 동시에 두 콧구멍을 통해 흐른다. 그때 이다와 삥갈라의 흐름이 조화로워지고, 보다 높은 잠복된 뇌 중추들의 활동에 영향을 주는 것으로 알려져 있다.

육체에서 이 세 나디는 부교감신경계(이다), 교감신경계(삥갈라), 자율신경계(수슘나)에 해당한다. 그렇지만 수슘나는 대부분 사람들의 삶

전체에서 잠복되어 있다. 딴뜨라 요가 또는 그 밖의 영적 행법들을 통해 수슘나가 각성될 때까지 개인은 전적으로 칫따와 쁘라나 샥띠(이다/뼁갈라)의 지배를 받는다.

에너지의 이 세 가지 면은 주기적인 패턴으로 육체적인 호흡(스와라)에서 나타난다. 이다의 흐름(찬드라 스와라)은 대략 1시간 동안 지속되며, 그 뒤에는 다음 1시간 동안 뼁갈라로, 그 다음에는 다시 이다로 변한다.

전환될 때에는 세번째 나디인 수슘나가 흐르는 몇 초의 짧은 시간이 있다. 이 주기는 낮과 밤으로 계속되며, 달/해의 움직임의 영향을 크게 받으면서 달 주기의 밝은 2주일과 어두운 2주일에 맞춰진다.

마음과 몸의 구조 전체가 다섯 가지 땃뜨와로 이루어져 있기 때문에 그것들은 우리 존재의 모든 면에 고유하며, 심지어 스와라의 흐름에서도 목격될 수 있다. 각 땃뜨와는 특별한 쁘라나 주파수를 가지고 있으며 다양한 신체 메커니즘들에 영향을 준다. 땃뜨와들의 활동은 다양한 거리와 지속시간을 위해 숨(스와라)이 서로 다른 방향에서 흐르게 하고 이다, 뼁갈라, 수슘나의 삼위일체 에너지 체계에 영향을 준다.

이다/뼁갈라 두 나디는 샥띠 또는 에너지를 물라다라로부터 바로 아갸 차끄라까지, 척주에 있는 다양한 차끄라(에너지 중추)들 속으로 보낸다. 이 중추들은 진동이 증가하며 이다/뼁갈라에 의해 교차된다. 땃뜨와들의 영향은 스와라를 통해 차끄라들에도 전해진다. 각 차끄라는 다섯 가지 원소들, 즉 물라다라는 흙 원소(가장 낮은 쁘라나 진동), 스와디스타나는 물, 마니뿌라는 불, 아나하따는 공기의 지배를 받는다. 가장 미묘한 원소인 에테르는 비슛디 차끄라(목구멍 중추)를 지배하며, 비슛디 너머의 차끄라들은 보다 미묘한 안따 까라나 원소들의 영향을 받는다.

서로 다른 스와라들이 정신적·육체적·영적인 경험들의 서로 다른 영역들에 영향을 주고 그것들을 관장하는 것처럼, 다섯 가지 땃뜨와도 우리의 마음·몸·의식 상태에 영향을 주는 개별적인 특징들을 가지고 있다. 예를 들어, 쁘리트비(흙 원소)가 활동적일 때 우리 생각은 물질적인 이익에 관련되는 반면, 에테르가 흐르고 있으면 생각이 없고 완전한 고요함 또는 슈냐(shoonya 공)만 있다. 그러므로 우리가 경험하는 자각 수준들을 이해하기 위해서는 어떤 땃뜨와가 활동하고 있는지 뿐만 아니라 그 시간에 어느 스와라가 흐르고 있는지도 알아야 한다. 결국 우리의 육체적·심리적·초월적인 마음상태에 영향을 주는 것은 스와라와 지배하고 있는 땃뜨와의 조합이다.

《쉬바 스와로다야》에서는 수슘나가 흐르는 동안 불 원소가 지배적이면 모든 행위의 열매를 태운다고 말한다. 이는 수슘나가 흐를 때 자각이 행위와 결과 너머에 있는 가장 미묘한 땃뜨와인 **빠람땃뜨와**(paramtattwa)에 몰입되기 때문이다. 수슘나와 결합되어 있는 아그니 땃뜨와는 이 효과를 강화시킨다. 이것이 바로 수슘나가 흐르기 시작할 때는 모든 일을 그만두고 명상이나 영적 수련을 위해 앉아야 한다고 하는 까닭이다.

수슘나가 흐르는 동안 에테르 원소가 활동하면 마음은 아주 빠른 속도로 움직인다. 빠른 로켓처럼 보다 높은 경험 속으로 발사되는 것이다. 그 시간에는 물질적이거나 외부적인 자각을 초월하는 것이 쉬우며, 그 기간 동안의 명상은 의심 없이 좋은 결과를 줄 것이다. 그렇지만 이 결합은 아주 드물게 일어나는 것으로 알려져 있다.

이다와 삥갈라가 흐르는 동안에는 이 다섯 가지 땃뜨와가 연속해서 따로 일어난다. 찬드라 스와라와 수리아 스와라의 각 시간에 다섯 가지 모든 땃뜨와는 공기, 불, 흙, 물, 에테르 순서로 제각각 개별적으로 활동한다. 각 땃뜨와는 정해진 지속시간에 흐르며, 그것이 끝나면 다음 땃뜨와로 대치된다. 어떤 특정한 시간에 여러 면으로 스와라에서 우세한 땃뜨와를 찾는 것은 가능하다.

스와라와 관련하여 땃뜨와들에 대한 완전한 지식(갸나)을 가지고 있는 땃뜨와 요기는 자신의 육체적·정신적·감정적·영적 상태를 판단하여 그에 따라 행할 수 있다. 그렇지만 이보다 더 중요한 것은, 서로 다른 스와라들에서 땃뜨와들에 대한 자각을 통해 자신의 참된 본질에 대한 경험을 유발시키는 법을 아는 것이다.

숨으로부터 땃뜨와들을 인지하는 법

다음 표에 나타난 것처럼 이 땃뜨와들은 개별적인 색, 모양, 맛, 위치, 숨 흐름의 방향·지속시간·순서·거리를 가지고 있다.

땃뜨와 요기는 흐르고 있는 활동적인 땃뜨와로부터 생기는 인식의 성질을 살핌으로써 그 땃뜨와를 규정할 수 있다. 땃뜨와를 규정하는 기술에서의 능숙함을 개발한 뒤에 그는, 땃뜨와들의 흐름을 두드러지게 하는 여러 딴뜨라 행법들을 통해 그것들의 경험을 개발한다.

이 행법들 중 하나는 땃뜨와 얀뜨라 뜨라따까이다. 얀뜨라들은 그 해당 만뜨라들, 그리고 적합한 색들과 함께 금속에 새기거나 종이에 그릴 수 있다. 그 다음에는 그에 상응하는 비자 만뜨라를 속으로 암송하면서 여러 날 동안 각 얀뜨라의 뜨라따까를 한다. 쁘리트비 원소로 시작해서 다음 얀뜨라로 가기 전에 먼저 한 얀뜨라에서 능숙함을 개발한다. 각 수련이 끝날 때 치다까샤(감은 눈앞에 있는 공간)를 응시(치다

땃뜨와

	쁘리트비	아빠스	아그니	바유	아까샤
색	노란색	흰색	붉은색	회청색	거무스름한 색
모양	사각형	초승달	역삼각형	육각형	원형
맛	단맛	떫은맛	쓴맛	신맛	매운맛
숨 흐름의 방향	중심	아래	위	경사	확산
지속시간	20분	16분	12분	8분	4분
순서	세번째	네번째	두번째	첫번째	다섯번째
길이*	12	16	4	8	-

* 손가락 너비

까샤 다라나)하고 생기는 모양과 색을 목격함으로써 땃뜨와들의 흐름을 살핀다.

땃뜨와들이 딴마뜨라(감각인식)들과 밀접하게 연결되어 있기 때문에 그것들의 미묘한 형태에서의 감각도 경험할 수 있다. 이것은 아주 중요한 암시이기 때문에 또한 관찰해야 한다. 예를 들어, 외부의 원인이 없이 내면의 소리를 듣거나, 향기를 맡거나, 서로 다른 것들을 맛보거나, 피부에 어떤 것의 감촉을 느낄 수 있다.

땃뜨와들을 목격하기 위해 유용한 또 다른 행법은 **나우무키 무드라**(naumukhi mudra 아홉 대문 닫기)와 **요니 무드라**(yoni mudra) 또는 **샨무키 무드라**(shanmukhi mudra 여섯 대문 닫기)이다. 이것을 하는 동안에는 감은 눈앞에 나타나는 색과 모양을 분석해야 한다. 활동적인 땃뜨와는 코를 통해 거울에 숨을 내쉬고 그 숨으로 만들어진 수증기의 모양을 관찰함으로써 알아낼 수도 있다.

차요빠사나(chhayopasana), 즉 그림자 뜨라따까는 땃뜨와의 흐름을 결정하기 위한 아주 강력한 또 다른 딴뜨라 행법이다. 그렇지만 이 행법은 숙련된 지식을 요구하며, 그것을 완성시키기 위해서는 구루의 안내에 의지하라고 샤스뜨라들은 권장한다.

 이것들과 그 밖의 여러 행법들은 작용하고 있는 땃뜨와들에 대한 지식과 경험을 개발하도록 도와준다. 그것들은 외적인 인식의 문들을 닫고 색, 소리, 냄새 등에 대한 내적인 인식의 문들을 여는 과학적인 방법들이다.

12. 만뜨라, 얀뜨라, 만달라

만뜨라, 얀뜨라, 만달라의 과학은 복잡하게 짜여 딴뜨라의 이론과 철학을 엮어냈다. 딴뜨라는 철학이자 실질적인 과학이며, 그 장엄한 이론들은 만뜨라, 얀뜨라, 만달라의 이용을 통해 효과적이 된다. 우리는 종종 개인의 변형과 보다 높은 지식·직관의 달성에 대해 이야기하는 체계들과 철학들의 공습을 받기도 한다. 의심 없이 그것들은 이상적인 특질들인 도덕적·윤리적인 훈련들에 대해 이야기하지만, 그것들을 달성하고자 마음먹는 사람들은 거의 없다. 지적인 수용은 개인을 변형시키기에 충분하지 않다. 결국 실질적인 적용을 위한 지침이 없는 철학은 단순한 지성주의일 뿐이다.

딴뜨라의 유일무이한 특질은 실질적이고 일상적인 적용에 대한 체계적이고 철두철미한 설명을 통해 어마어마하고 추상적인 철학들을 실증하지 않고는 그것들을 선언하지 않는다는 것이다. 이 실질적이고 일상적인 적용을 딴뜨라는 고도로 진화된 만뜨라, 얀뜨라, 만달라의 과학을 통해 성취했다. 땃뜨와 숫디를 포함한 모든 딴뜨라 사다나에서 활용되는 이 세 가지 기본적인 딴뜨라 도구의 역학을 충분히 이해하기 위해서는 그것들 각각을 이해하는 것이 필요하다.

만달라

무엇보다 먼저 딴뜨라의 도상학(圖像學), 사원, 미술, 건축, 음악의 풍부한 기술을 발생시킨 만달라를 살펴보자. 사람의 의식 안에서 그림으로나 시각적으로 창조되는 형태는 만달라를 형성한다. 만달라를 창조하기 위해서는 생각의 형태로가 아니라, 뜬 눈으로 세상을 보는 것처럼 선명하게 시각의 형태로 자신 안을 볼 수 있어야 한다. 내면의 시각이 선명할수록 창조되는 만달라는 더 정밀하고 강력하다.

만달라의 원리는 그것이 원 안에서 살아 있다는 것이며, 그리하여 시각화되는 어떤 만달라이든 원의 대칭 안에서 나타나야 한다. 이는 원이 최초의 형태로 여겨진다는 사실에 기인하는데, 우리가 사는 지구조차도 평평하지 않고 둥글거나 타원형이라는 사실은 신기한 일이다. 만달라의 형성은 과학적인 이론에 의해 설명되는 빛의 형성과 같은 원리를 따른다. 광파는 곡선으로 움직이고, 그리하여 공간을 구부려 호(弧) 또는 굴곡을 형성한다. 원형 오라는 만달라의 필수적인 요소로 이는 오늘날 존재하는 모든 고대 딴뜨라 만달라에서 매우 명백하게 볼 수 있다.

무엇이든 만달라를 형성할 수 있다. 나무, 집, 자동차, 동물, 인간……. 심지어 우리 몸도 만달라이다. 내면의 눈을 통해 시각화할 수 있을 때, 보이는 나무나 그 밖의 사물의 모습은 눈을 뜨고 보는 것보다 훨씬 더 정확하다. 우리는 안과 밖에서 모두 같은 사물을 시각화하고 있을 수 있지만, 그 차이는 보다 높은 마음을 통해 사물을 시각화할 때는 모양 뒤에 있는 것을 순간적으로 일견한다는 것이다. 그리하여 우리는 평범한 눈보다 더 많이 인식할 수 있다.

결국 우리 각자는 나무나 집 또는 동물이나 아름다운 전경을 보고 나서 그것을 캔버스나 종이에 재생할 수 있다. 그렇지만 사물의 이면을 볼 수 없었기 때문에, 즉 사물을 선형적인 차원에서, 또는 색이나 소리의 형태로 인식하지 않았기 때문에 그것은 불충분한 만달라이다. 그것은 사실 너머에 있는 진정한 의미를 우리에게 전해줄 수 없다.

힘과 세력을 모두 가지고 있는 만달라를 창조하기 위해서는 내적인 명료함과 내면의 광경을 모사할 수 있는 능력 모두가 중요하다. 어떤 사람들은 내면에서 선명히 볼 수 있지만 자신들이 본 것을 외부적으로 재창조하지 못한다. 이것이 바로 종종 훌륭한 예술가와 어설픈 예술가를 구별지어주기도 한다. 둘 다 같은 내면의 광경을 가지고 있을 수 있지만 명료함과 재생에 있어서 다른 것이다. 결국 만달라는 자신의 내면의 광경을 정제시킨 사람에 의해 인식되는 사물의 정수, 즉 모든 사람이 볼 수 있도록 재생되는 내면의 우주적인 그림이다.

우리가 창조하는 만달라는 우리의 의식수준에 달려 있다. 의식이 더 많이 진화될수록 창조되는 만달라는 더 보편적이다. 보편적인 만달라는 우주적인 의식과 동조되어 있는 마음을 통해 창조되는 것이다. 그러므로 그것은 모든 인류에게 적용될 수 있으며 타당하다. 반면 아직 개인적 수준에 있는 마음들에 의해 창조된 만달라는 보편적인 호소력이 덜하며, 남들에게 보다 높은 의식수준들을 불러일으켜 줄 수 있는 능력이 덜하다. 어떤 만달라들은 물질수준을 초월하여 초의식적인 황홀경에 빠진 사람들에 의해 창조되기도 한다. 남들에게서 영적인 경험을 불러일으킬 수 있는 것은 바로 이런 만달라들이며 딴뜨라는 우선적으로 이런 만달라를 채택한다.

모든 문화와 문명은 우리에게 제공할 수 있는 만달라들을 가지고 있고, 그 창조물들의 특질은 그 사회의 의식수준을 분명히 알 수 있게 해준다. 모든 형태의 미술과 조각 그리고 건축은 마음의 심연 속에서 그려지고 나서 재창조된 만달라 창조물이다. 그것이 바로 이 작업이 아주 심오하고 깊이를 가지고 있으며, 오랜 세기 뒤에도 많은 세대의 사람들에게 영향을 주어 경외심으로 말문이 막히게 만들 수 있는 까닭이다.

예술가에 의해 창조되는 만달라와 신비주의자에 의해 창조되는 만달라의 차이는 의미심장하다. 예술가는 자신의 내적인 경험을 시간과 공간에 묶여 있는 개념으로 옮김으로써 그것을 전한다. 왜냐하면 그의 내면이 신비주의자의 내면처럼 심오하지 않기 때문이다. 그러므로 그것은 그의 감정만을 전할 뿐, 형이상학적인 진리는 전하지 못한다. 반면에 신비주의자는 유한한 마음·감정·지능의 한계를 멀리 넘어가므로 그의 경험들은 보편적인 우주의 개념들을 더 심오하게 이야기한다. 예술가와 신비주의자 모두 내면의 진리들을 탐사하고 그린다. 그렇지만 예술가는 자신의 예술작품을 통해 그 경험들을 몰아내는 반면, 신비주의자는 하나의 경험을 또 다른 것으로 계속 발전시킨다. 신비주의자의 목표는 내면의 광경이 아니라 훨씬 너머에 있는 것을 발견하는 것이다. 만일 예술가가 같은 것을 할 수 있다면 그는 신비주의자로 바뀔 것이다. 그러므로 신성한 내면의 경험을 근거로 한 모든 예술은 시간의 시험을 견딜 수 있었으며 영원불멸한 관념으로 존재한다.

인도에서는 모든 형태의 미술, 음악, 건축이 고대의 영적 통찰력의 영향을 깊이 받았는데 이는 의미심장한 일이다. 고전적인 인도 음악은 그 멜로디, 박자, 리듬의 혼합을 통해, 가장 깊은 의식 층들에서 반응을 불러일으킬 수 있는 만달라를 창조한다. 아잔타와 엘로라 동굴의 벽화, 유명한 카주라호 사원들, 오릿사의 코나라크 태양사원, 그리고 그 밖의 수많은 다른 작품들은 실제로 그것들을 보는 사람들의 의식에 깊이 영향을 주는 만달라들이다.

의식에 미치는 영향은 아주 정확하지만 언제나 아주 미묘하다. 의식이 탐사하여 영향을 주는 마음의 수준들을 알 수는 없다. 만달라가 대화를 나누는 것은 바로 잠재의식적·무의식적인 마음이며, 그것은 내면의 광경을 각성시킬 수 있다. 보다 깊은 마음의 층들이 현현하기 시작하는 것은 바로 이 과정을 통해서이다.

딴뜨라에서 만달라는 동물 형태와 인격화된 형태로 상징화된 신성한 세력들이 그림의 표현으로 그려지기도 했다. 딴뜨라는 이 신성의 형태들이 우리 운명을 주재하는 최상층들의 부분 어디에서도 객관적인 실체로 존재하지 않는다고 주장한다. 그렇지만 딴뜨라는 사람의 거친 자각에게 인간의 모습을 한 신성의 관념을 이해시키기 위해 그것을 발전시킬 필요성을 느끼지 않는다.

내면을 볼 수 없는 사람이 어떻게 무형의 실재를 시각화하거나 경험할 수 있느냐고 딴뜨라는 묻는다. 우리는 보다 높은 실재는 고사하고 우리 자신의 생각도 경험하거나 목격하지 못한다. 그래서 데비들이나 데바들의 만달라 형태는 정교하고 시각적으로 인상적인 상징들로 발전했다. 그렇지만 신성에 대한 보다 거친 상상은 궁극적으로 초월되어 무형의 실재에 대한 경험으로 발전되어야 한다.

데비들과 데바들에 대한 이 만달라 상징학은 무한히 배열된 모양, 색, 묘사들을 망라한다. 어떤 것들은 매혹적으로 아름답고 어떤 것들은 자극적이다. 어떤 것들은 친절하고 자비로우며 어떤 것들은 기괴하고 무섭다. 어떤 것들은 신성한 힘들을 암시하고 있으며 어떤 것들은 물질적인 이익을 암시하고 있다. 각각의 경우에서 그 구조는 정교하게 상세하며 수행자의 의식 안에 상응하는 반응을 불러일으키기 위해 고안되어 있다. 이 상징학은 사람의 집단무의식의 영원한 원형적 구조에 근거하고 있으며, 이 만달라들은 자석이 다이아몬드 더미로부터 쇳가루를 끌어내듯이 그 원형들을 끌어낸다.

만달라에의 집중은 우리 안에 깊이 자리한 삼스까라들을 각성시키며 꿈, 광경, 정신적 행위의 형태로 된 미지의 미스터리들을 드러낸다. 우리는 삼스까라들을 직접 강제로 대면하지 않아도 되며, 그래서 그것들은 우리의 일상적인 행위에 영향을 주지 않는다. 삼스까라들은 명상과 꿈속에서 처리되는데, 그것은 우리가 방어하지 못하는 끔찍하고 무서운 적을 우회하는 한 방식이다. 언제나 아주 심미적이고 시각적으로 인상적인 이 만달라들은 보다 높은 마음과의 미묘한 연결고리인 상상을 사로잡아 유도할 수 있다.

딴뜨라의 만달라 중에서 가장 논쟁의 여지가 큰 것은 **마이투나**의 끄리야일 것이다. 마이투나의 끄리야는 상응하는 얀뜨라들과 만뜨라들을 가지고 있는 만달라를 형성한다. 카주라호 사원들과 오릿사에 있는 다른 사원들의 에로틱한 조각들은, 마이투나가 신성한 힘을 불러일으킬 수 있는 행위라는 딴뜨라의 믿음에 전적으로 근거한 것이다. 남자는 쉬바 또는 양의 극성을 나타내며, 여자는 샥띠 또는 음의 극성을 나타낸다. 통속적이고 내밀한 합일을 통해 그것들은 만달라인 힘의 장 또는 에너지 회로를 창조한다. 이 작품들은 육감적인 열정이 아니라 에너지와 의식, 쉬바와 샥띠의 합일과 유사한 최고의 밀교적인 수준에서의 합일을 의미한다.

링가와 요니 만달라도 보다 높은 합일을 상징하는데, 그것이 바로 이 상징이 인도에서 여러 세기 동안 숭배되어온 까닭이다. 링가는 눈부신 것, 요니는 근원을 의미한다. 그러므로 링가는 순수의식의 상징으로, 요니는 에너지의 원천으로 이해되어야 하며, 이것들은 함께 창조의 배후에 있는 세력들이다. 남자와 여자는 육체적인 수준에서 결합하여 자신들이 진화해 나온 통일성의 경험을 재생한다. 영적인 경험이 내면의 경험인 것처럼 이 통일성도 내면의 경험이다.

딴뜨라는 아마도 이것을 말할 만큼 충분히 대담했던 유일한 철학일 것이다. 다른 것들은 합일에 대해 입을 다물고 있거나 죄로 낙인찍음으로써 그 관념을 악용했다. 그리하여 사람에게 죄의식과 악행의식을 유발했는데, 죄의식과 수치심은 의식에서 몰아내기가 아주 어렵다. 그것들은 사람과 함께 오랜 시간 머무르면서 행위, 마음, 인격, 삶을 통제한다. 이 장벽들을 돌파하지 못하면 사람은 보다 높은 경험을 달성할 수 없다. 그 경험을 위해 그는 자신의 죄의식과 수치심을 근절해야 할 것이다.

어떤 철학 종파들에게 종교는 파워게임이 되었다. 권력을 강화하기 위해서는 대중의 지지가 필요하기 때문에 그 종파들은 죄의 관념을 사람들의 마음속에 교묘하게 심어놓았다. 그 종파들은 곧 촉수를 퍼뜨려 몸, 마음, 칫따, 에고, 지능의 모든 부분에 나타나서 대중을 영원히 노예화시킬 죄의식과 수치심이라는 암적인 약을 그들에게 주기로 했다.

그렇지만 딴뜨라 수행자들은 내면의 힘을 깨달았기 때문에 외부의 힘을 좋아하지 않았다. 그들은 대중이 아니라 진정한 내면의 경험에 맞설 만큼 충분히 용기 있고 씩씩한 선택된 소수만 좋아했다. 오늘날 마이투나는 어떤 종교들에 의해 부과된 강한 억압과 비난 때문에 단순한 통속적 행위로 강등되었을지도 모른다. 그렇지만 마이투나는 죄가 아니라 개인이 보다 낮은 의식을 초월하도록 도와줄 수 있는 한 예배행위, 대부분의 사람들이 죄의식과 수치심의 강박관념 때문에 불신하는 하나의 개념이라고 딴뜨라는 말한다. 그리하여 이 지식은 은밀하게 유지되었으며, 구루에게서 제자에게만 전해져 영원한 만달라의 전통이 확립되었다. 구루-제자 전통은 같은 지점에서 시작되고 끝나기 때문이며, 이는 그것이 영원히 계속된다는 것을 의미한다.

신중하게 살펴보면, 땃뜨와 숫디 행법도 만달라로 교묘하게 배열되어 있다는 것이 분명해진다. 우리는 어떤 진화지점에서 수련을 시작하여 자아 속으로 아주 멀리 여행한다. 창조의 진화와 퇴화 과정을 따른 뒤에 우리는 탄생과 죽음을 되풀이하여 따라왔던 것이 끝없는 원(圓)인 것처럼, 다시 같은 지점에 있는 우리 자신을 발견한다. 우리의 탄생과 존재 뒤에 있는 실재를 볼 때, 해탈에 대한 욕망이 각성되면서 이 원인과 사건의 끝없는 순환으로부터 우리 자신을 풀어줄 수단을 발견하도록 우리를 몰아붙인다.

땃뜨와 숫디 행법에 주어지는 이 원형 형태는 우연의 일치가 아니다. 그것은 의도적인 패턴, 의도적인 관념, 의도적인 세력을 가지고 있으며, 그 세력은 젊은이가 첫사랑을 찾듯이 추구할 때만 알 수 있는 만달라의 은밀한 힘이다. 행법은 우리에게 그 비밀스러운 힘을 순간적으로 일견할 수 있게 해준다. 그 경험은 한순간에 사라지므로 그것을 가졌는지조차 종종 모를 수도 있다. 그렇지만 그 효과는 의식의 보다 미묘한 차원에서 느껴질 수 있으며, 딴뜨라가 도달하려 하는 것이 바로 우리의 그 부분이다.

얀뜨라

만달라가 내면의 광경을 그림으로 표현하듯이, 얀뜨라는 내면의 광경의 추상적인 수학적 표현이다. 자각이 의식의 보다 깊은 수준들을 꿰뚫으면 내면의 경험도 변한다. 그것은 자연에서 보이는 것처럼 더 추상적이고 보편적이 된다. 자연은 우리가 보는 것처럼 나무, 강, 대양, 하늘이 아니라 거친 형태이다. 얀뜨라는 그 거친 형태 뒤에 있는 추상적이고 미묘한 형태를 나타내는 것이다. 모든 이미지는 선형적인 차원에 의해 규정되는 상응하는 얀뜨라를 가지고 있다. 사실, 자연의 모든 것은 그 본래의 형태인 얀뜨라로 경험될 수 있다.

창조물 또는 물질의 모든 형태가 에너지 외에 아무것도 아닌 것처럼 얀뜨라도 고유한 에너지를 내포하고 있다. 그 수학적인 정확성 때문에 얀뜨라는 에너지의 발전소이며, 얀뜨라의 시각화와 얀뜨라에 대한 집중으로 우리 안에 있는 동등한 에너지의 각성을 유발시킬 수 있다.

얀뜨라는 생명과 함께 살고 숨 쉬고 움직이는 힘의 장이며, 그 안에서 신성의 힘을 불러일으킬 수 있다. 이를 인식하기 위해서는 상응하는 이미지들이 저장되는 타고난 능력을 연마함으로써 새롭게 보는 방식을 개발해야 할 것이다. 이 이미지들은 우리 안에 존재하며, 우리의 분노, 탐욕, 열정들처럼 우리의 부분이다.

얀뜨라는 기본적인 태초의 모양들, 즉 빈두(점), 원, 사각형, 삼각형의 조합으로 이루어져 있으며, 그 초점은 언제나 중심 또는 빈두에 있다. 빈두는 창조물이 진화해 나왔으며 돌아갈 씨앗, 즉 창조와 소멸의 과정을 나타내는 빈두 또는 핵이다. 그것은 또한 우주의 이원적인 두 원리인 쉬바와 샥띠, 의식과 에너지의 합일을 나타낸다. 빈두는 창조에 선행하는 그것들의 합일 상태를 나타낸다. 그것은 육체에서 머리 뒤 꼭대기 부분에 있는 **빈두 비사르가**(bindu visarga)라는 핵 또는 중심으로 나타난다. 명상에서 수행자는 육체의 빈두 안에서 시간/공간의 수축을 경험하기 위해 집중의 초점으로서 외부적인 얀뜨라의 빈두를 이용한다.

 공간은 셋 미만의 선으로 규정될 수 없으므로 삼각형은 창조로부터 출현할 수 있는 첫 형태로 여겨진다. 이 삼각형을 **물라 뜨리꼬나**(moola trikona 뿌리 삼각형)라고 한다. 역삼각형은 창조의 근본 모체 또는 쁘라끄리띠를 나타내며 일반 삼각형은 뿌루샤 또는 의식을 나타낸다. 의식과 에너지를 모두 나타내고 있는, 역삼각형과 일반삼각형이 엇갈려 있는 형태를 종종 얀뜨라에서 볼 수 있다.

 원은 시작과 끝이 없고 오직 영원만 있는 무시간성의 순환을 나타내며, 사건들의 영원한 순환으로서의 탄생 · 삶 · 죽음의 과정을 의미한다. 사각형은 얀뜨라가 휴식하는 토대이며, 궁극적으로 초월되어야 하는 물리적이거나 현세적인 세계를 가리킨다.

 얀뜨라의 모든 시각적 개념이 상징적임에도 불구하고 사람의 영적인 진화와 경험의 측면에서 엄청난 의미를 가지고 있다. 그것은 외적인 물리적 경험으로부터 사람의 창조와 존재의 가장 깊숙한 방들로 가는 통로를 형성한다. 이것은 너무 미묘하고 체계적으로 이루어져 의식적인 마음의 한계들을 통해서는 그 참된 의미를 결코 파악할 수 없다. 그럼에도 불구하고 이 미묘한 조작들은 의식적으로 또는 다른 방식으로 일어나고 있다.

얀뜨라와 만뜨라에 노출된 어린이들의 경우, 의식적으로 그것들에 주의를 기울이지 않았음에도 불구하고 지능지수, 직관적인 반응, 정신적인 자각이 현저한 향상을 보였다는 것이 관찰되었다. 얀뜨라는 창조적이고 직관적인 지능에 영향을 준다. 그렇지만 그 참된 의미는 영적인 경험의 개화이다. 천천히 그러나 점차적이고 체계적으로 얀뜨라는, 우리의 모든 존재를 구성하기 위해 소용되는 가지각색의 층들을 전개시킨다. 땃뜨와 슛디 사다나에서 우리가 창조하는 얀뜨라들은 위에 서술된 네 가지 기본적인 형태들로 되어 있다.

만뜨라

모든 생각이 상응하는 이미지나 모양을 가지고 있는 것처럼, 모든 이미지나 모양은 상응하는 나다나 진동 또는 소리가 있다. 이 소리들을 만뜨라라고 한다. 만뜨라는 문자적으로 '해탈로 이끌어주는 것에 대한 묵상'을 의미한다. 의심의 여지없이, 혹자는 터무니없는 주장이라 여겨 해탈로 이끌어주는 소리의 가능성들에 종종 놀라기도 한다.

우리는 소리의 힘을 과소평가해 왔다. 소리는 유리를 산산조각내거나 심지어 눈사태를 일으킬 수도 있는 역량을 가지고 있다. 우리는 인간의 뇌와 몸뿐만 아니라 동물과 심지어 식물에게까지 미치는 소리의 영향에 대해 조금은 알고 있다. 그래서 소리가 어떤 수준들에서 우리에게 영향을 준다는 것을 받아들일 수 있을 것이다. 그럼에도 불구하고 소리가 **목사**(해탈)로 이끌어줄 수 있다는 생각에 직면할 때 우리는 "아니야, 불가능해!"라고 말한다.

사실, 나다가 창조의 첫 현재적(顯在的)인 형태라는 것을 우리는 이미 알고 있다. 심지어 신약성경의 요한복음도 "태초에 말씀이 있었다."라는 말로 시작된다. 인도철학에서는 이 '말씀'을, 영원한 나다 또는 우주적인 만뜨라인 옴이라고 한다. 《만두꺄 우빠니샤드Mandukya Upanishad》에는 만뜨라 옴과 그것이 어떻게 서로 다른 의식수준들을 자극하고 팽창시키는지에 대한 아주 명쾌한 설명이 있다. 만뜨라 옴은 '아', '우', '음'의 세 소리로 이루어져 있으며, 이 소리들 각각은 서로 다른 주파수로 진동한다. 이 서로 다른 주파수들은 서로 다른 방식으로 의식에 영향을 준다. 만뜨라 옴을 암송하고 있을 때는 실제로 의식을 그 만뜨라의 주파수로 올리고 있는 것이다. 이것은 모든 만뜨라에 적용된다.

나다는 우리가 영창을 통해 달성하는 주파수 수준에 따라 옴의 네 가지 주파수 수준들, 즉 의식적인 상태, 잠재의식적인 상태, 무의식적인 상태, 초월적인(뚜리야) 상태에 상응하는 **빠라**(para 우주적인), **빠쉬얀띠**(pashyanti 원인적인), **마디아마**(madhyama 미묘한), **바이카리**(vaikhari 거친)의 네 가지 주파수를 가지고 있다. 대부분의 수행자들은 바이카리나 마디아마 단계에 있으며, 그리하여 경험의 수준이 해탈과는 거리가 멀다.

모든 산스끄리뜨어는 만뜨라들로 이루어져 있다. 산스끄리뜨어에서는 글자들을 글자라고 하지 않고 '불멸의'를 뜻하는 **아끄샤라**(akshara)라고 한다. 알파벳의 각 글자는 하나의 만뜨라이며 그러한 것으로 사용될 수 있다. 그것이 바로 산스끄리뜨어로 된 베다를 읽는 행위만으로도 해탈로 인도된다고 하는 까닭이다. 산스끄리뜨어는 사람의 의식에 깊이 관련되어 있으며 소통을 위해 만들어진 단순한 말에 불과한 것이 아니다.

가장 강력한 형태의 만뜨라는 비자 만뜨라이다. 비자는 씨앗을 뜻하며, 비자 만뜨라는 다른 모든 만뜨라들과 소리들을 생성시킨 뿌리 소리들이다. 비자 만뜨라는 특정한 의식수준에 귀결되는 집중된 에너지의 세력이다. 땃뜨와 숫디에서 우리가 활용하는 만뜨라들은 다섯 가지 땃뜨와들에 관련된 비자 만뜨라들이다. 비자 만뜨라는 우리 존재의 근본원인에 영향을 주기 때문에 중요하지만 이 만뜨라들의 의미를 발견하려고 하는 것은 쓸모가 없다. 만뜨라가 전해줄 수 있는 유일한 의미는 형이상학적이다. 만뜨라를 통해 내면의 자아와 우주가 대화를 나누고 있음을 말하는 것으로 충분하다.

심지어 딴뜨라에서는 육체의 각 부분이 자신에게 영향을 주는 상응하는 만뜨라를 가지고 있다고도 알려져 있다. 이 만뜨라들은 땃뜨와 숫디와 그 밖의 밀교적인 행법들을 통해 각성되는 보다 높은 힘들을 위한 저장소로 육체를 변형시키기 위해 니야사 의식에서 사용된다.

육체는 상응하는 만뜨라들을 가지고 있을 뿐만 아니라 숨의 움직임에 의해 생기는 소리도 하나의 만뜨라이다. 이 소리는 **소함**(Soham)과 **함소**(Hamso)로 알려져 있다. 소와 함은 함께 개인의 생애 동안 하루에 2만1600번, 매 숨과 함께 자생적으로 되풀이된다. 그리하여 그것을 **아자빠 자빠** 만뜨라라고 한다. 이 만뜨라를 묵상하는 것만으로도 꾼달리니와 보다 높은 자각을 각성시키기에 충분하다고 《우빠니샤드》에서는 말한다. 땃뜨와 숫디에서는 보편적인 의식과의 동일화 느낌을 유발시키기 위해 바로 처음부터 이 만뜨라를 활용한다.

만뜨라들은 잔인하거나 관대하거나 아니면 복합적이다. 이는 그것들을 구성하는 글자들의 특징에 달려 있다. 예를 들어 불이나 공기 땃뜨와가 과도한 만뜨라들은 파괴적인 반면, 흙과 물 땃뜨와들이 풍부한 만뜨라들은 관대하다. 에테르 원소로 이루어진 만뜨라들은 영적인 성취에 이롭다.

만뜨라들은 얀뜨라들과 불가분이다. 모든 얀뜨라는 상응하는 만뜨라를 가지고 있으며 그 암송을 통해 얀뜨라가 효과적이 된다. 보다 높은 나다 주파수 수준에서 만뜨라를 암송하면 의식이 고조되며, 얀뜨라에의 집중을 통해 의식은 폭발 지점으로 집중된다.

한 자각수준에서 내면의 경험은 생각과 감정의 형태로 되어 있으며, 보다 높은 수준에서는 그림 같은 내면의 광경(만달라)이 되는 것이다. 더 깊이 들어갈수록 그것은 추상적인 상징(얀뜨라)으로 현현하며, 이 상징은 나중에 순수한 소리나 나다 또는 만뜨라로 현현한다. 모든 경험수준에서 에너지는 서로 다른 방식들로 현현하고 있다. 에너지 주파수가 미묘할수록 경험은 더 심오하다.

마음은 또한 심리학적인 창조물로서가 아니라 에너지 세력으로 이해되어야 한다. 보다 낮고 거친 에너지 주파수에서 작용할 때 마음은 따마식한(정적인, 둔한, 타성적인) 상태가 된다. 그러나 만뜨라, 얀뜨라, 만달라를 통해 주파수를 미묘하게 만들면 그것은 따마스의 상태를 초월하면서 라자식한 상태, 그 다음에는 아주 미묘한 주파수에 있는 마음인 순수한 삿뜨와의 상태를 달성한다.

만뜨라, 얀뜨라, 만달라에 대한 결론

딴뜨라의 만뜨라, 얀뜨라, 만달라는 모두 우주의 본질을 깊이 조사한 요기들, 리쉬들, 선지자들의 심오한 내적인 통찰력의 산물이다. 그것들은 높은 영적 깨달음·황홀경·경험 상태들의 산물이며, 마음상태에서 의식은 모든 장벽을 초월하므로 그 경험을 보편적이라고 한다.

시간과 공간에 구속되어 있는 한 우리의 경험은 그 차원에만 제한·관련된다. 그렇지만 그것을 초월하면 종교도 계급도 신조도 성도 없다. 그러니 그에 따르는 광경이 어떻게 제한될 수 있겠는가? 게다가 그 마음상태에서 우리는 자연의 모든 과정과 하나이며 그것과 친교를 가질 수 있다. 그때 모든 통찰력은 우주적인 진리의 일부가 되며, 그 이미지들은 자연의 모든 과정에 고유한 엄격한 규약들과 법칙들을 따른다. 이는 모두가 완벽한 선형적·기하학적인 조화와 균형 속에 있는 딴뜨라의 만뜨라, 얀뜨라, 만달라에서 명백하다.

딴뜨라 체계에서 각 만뜨라, 얀뜨라, 만달라는 바로 최후의 세부단계까지 계산된다. 만일 그것이 그 균형을 규정하는 정확한 수학적 방정식을 충족시키지 않으면 그것은 효능이 없으며 불완전하다. 이 만달라들과 얀뜨라들의 수학적인 균형을 증명하기 위해서는 그것들의 일부를 얼핏 보기만 하면 된다. 사실 그것이 바로 우리 주의를 끌어당기는 첫번째 면들 가운데 하나이다.

딴뜨라 체계에서 만달라는 보다 높은 세력의 시각적인 도상학적 형태를 나타내며, 얀뜨라는 그 세력의 추상적인 형태를 나타내고, 만뜨라는 미묘한 형태를 나타낸다. 그리하여 각 만달라는 상응하는 얀뜨라와 만뜨라를 가지고 있으며, 같은 결과를 불러일으키기 때문에 수행자의 수준에 따라 전자는 후자를 대신할 수 있다. 그렇지만 서로 다른 신들은 서로 다른 의식수준들을 나타내며 그것을 근거로 선택되어야 한다.

그러므로 땃뜨와 숫디 행법에서는 우리가 창조하는 얀뜨라들과 만달라들을 종교적·초자연적·신비주의적인 불가사의한 상징들로서가 아니라, 우리 의식을 팽창시키기 위해 우리 안에 같은 주파수를 불러일으킬 수 있는 고도로 충전된 에너지 세력으로 이해해야 한다.

13. 시각화와 상상

 딴뜨라 수행자의 신속한 진보를 위한 쓸모 있는 원인들 중 하나는, 모든 딴뜨라 사다나에서 요약된 상세한 내면의 시각화 과정에 기인한다. 딴뜨라가 강조하는 이 상상적이고 창조적인 내적 시각화는 임의로 선택되는 것이 아니라, 상징주의의 세계인 심령의 세계와 깊이 관련되어 있으며 그에 근거하고 있다. 상징을 탐사할 때 마음은 이성의 이해 너머에 있지만, 그럼에도 불구하고 우리의 구조적인 과거와의 막연한 연결고리를 가지고 있는 관념들로 이끌린다.
 오늘날 서양의 사상가들과 철학들의 영향 때문에 세계는 사실적인 증거나 객관적인 경험에 근거한 지식에 더 많이 맞춰져 있다. 그렇지만 실험실에서가 아니라, 마음의 어두운 구석들 안에 있는 개인적인 경험을 통해서만 증명될 수 있는 인간의 이해 범위 너머의 많은 것들이 있다. 분석의 주관성에도 불구하고 우리는 그 내적인 경험들의 변환시키는 특질 때문에 그것에 주목할 수밖에 없다.

그 내면의 광경들을 계발하기 위해서는 우리 안에 있는 창조적인 상상과 시각화 역량들을 풀어주는 것이 절대 필요하다. 상상은 사고자가 이성적인 사고 과정을 통해 달성할 수 없는 경험의 차원을 창조하는 동적인 과정이다. 상상이 더 자생적이거나 노골적일수록 경험 영역은 더 크다.

물론 우리는 모두 이런저런 형태로 상상할 수 있지만 그것으로는 불충분하다. 그 상상들은 제한되어 있으며 개연성의 경계를 넘지 못한다. 그것들은 통상적인 사회적 행동규약들과 생각 패턴들에 구속되어 있다. 게다가 그것들은 생각을 넘어서지 못한다. 그것은 결코 내면의 광경이 되지 않는 것이다. 만일 그렇지 않다면 우리는 모두 몽상가나 선지자(seer)가 될 것이다. 선지자는 내면을 볼 수 있는 사람, 즉 모든 지식이 시각적인 패턴의 형태로 자신에게 전해지는 정도로 상상력을 계발한 사람이다. 그는 우리 각자가 부여받은 것과 같은 능력을 사용하고 있지만 더 동적이고 보편적인 방식으로 하고 있다.

상상력, 창조력의 원천

강한 상상력을 가진 사람들만 창조할 수 있는 능력을 가지고 있는 것으로 드러났는데, 상상력은 어떤 식으로든 활용될 수 있는 정신적 세력이기 때문이다. 원형의 형태로 우리 안에 잠복되어 있는 엄청난 잠재력으로부터 우리 자신의 정신력을 통해 그 이미지들을 창조하고 있는 것은 바로 우리이다. 따라서 내면의 광경들과 상징들의 세계를 건설하면서 마음의 세력들은 더 강해진다. 일단 마음의 세력들이 우리가 추구하고자 하는 생각의 열차를 상상하고 창조할 수 있는 힘을 계발하기만 하면, 마음은 그 시선을 두는 것이 무엇이든 성취할 수 있는 힘을 자생적으로 계발한다.

　최근에 내적인 시각화 과정이 암환자들을 치료하는 데 아주 성공적으로 이용되었다. 호주의 유명한 에인슬리 미러스(Ainslie Meares) 박사와 미국의 시먼튼(Simonton) 박사는 환자가 내적인 치유과정을 시각화한다는 발상으로 실험을 했다. 환자는 한 군대가 또 다른 군대를 공격하는 것과 꼭 같은 방식으로, 건강한 세포들과 조직들이 병든 것들을 공격하는 일련의 시각화를 통해 인도되었다. 성공의 많은 부분은 집중하고 초점을 맞춰 자신 안에서 이 과정을 시각적으로 상상할 수 있는 환자의 역량에 달려 있다. 그 시도는 실로 가치 있는 결과를 가져왔다.

　말할 필요도 없이 이런 식으로 암환자들을 치료한다는 발상은, 딴뜨라와 요가가 이러한 면을 강조한 것으로부터 파생된 것이다. 딴뜨라에서 시각화와 창조적인 상상력은 객관적인 세계와 주관적인 세계 사이의 다리로 작용한다. 우리의 상상력은 우리의 객관적인 경험들에 초점을 맞출지 모르지만 우리가 창조하는 이미지들은 순수하게 주관적이다.

　딴뜨라가 정교한 도상학 기술을 개발한 것은 바로 이 때문이다. 상(像)들은 수행자의 상상이 방향을 부여받는 근거와 초점, 그리고 집중을 위한 매개로 작용한다. 추상적인 상상은 의심할 바 없이 더 강력하지만, 아주 적은 사람들만이 적어도 창조적인 방식으로 그것을 할 수 있으며 이로운 결과를 성취할 수 있다. 대부분의 사람들은 마음이 훈련되지 않았기 때문에 모든 단계에서 안내와 지도를 필요로 한다. 마음은 쉽게 분산되고 흩어지거나 통제력을 상실한다. 때때로 상상이 파괴에 근거하고 있을 경우 이는 위험이 될 수 있다. 이것이 바로 정확히 수행자가 그 어떤 높이에 오르고 있다 할지라도 마음이 그의 통제 안에 자생적으로 남아 있을 수 있도록 요가의 규율들이 필요해지는 까닭이다.

상상을 창조적인 힘으로 이용하기 위해서는, 하나의 생각을 창조해서 그것을 시각화하고 그것에 대한 예리한 집중을 유지하여 마침내 그 절정이나 고갈 지점으로 데려가는 것이 필요하다. 마음은 오직 그때만 강력해진다. 그렇지만 마음은 그 과정에 어려움을 창조한다. 그것이 바로 보통 사람이 실망과 좌절에 부닥치는 까닭이다.

땃뜨와 숫디에서는 내면을 탐사하도록 권장한다. 우리는 색, 소리, 이미지들을 창조할 수 있는 기회를 부여받으며, 추상적인 관념들에 머물면서 그것들을 구체적인 형태로 시각화하도록 요구받는다. 우리는 기분 좋은 이미지들뿐만 아니라 기괴한 이미지들로도 이끌린다. 우리를 도와주기 위한 분명한 지침들이 있지만, 우리에게는 가능한 한 멀리 모험할 수 있는 여지가 부여된다.

처음에 이미지들은 생각의 형태로만 존재하지만 점점 분명하게 한정된 그림으로 발전한다. 이는 마음이 더 집중될 때만 달성된다. 마음이 우리가 스스로 창조하고 있는 이 그림들에 머물 때, 우리는 눈에 띄지 않고 있었을 미묘한 경험들로 이끌린다.

상상에는 지침이 있어야 한다

우리는 많은 비평가들이 추측해온 것처럼 세뇌의 방법이나 마음의 힘들을 증가시키는 방식으로뿐만 아니라 미묘하고 심오한 내면의 경험들을 계발하는 방법으로도 상상과 시각화의 과정에 주의를 기울여야 한다. 땃뜨와 숫디 행법에서 사용하는 상징들과 이미지들은 그 보편성 때문에 선택된 것들이다. 그것들은 객관적으로 증명된 주관적인 경험들의 산물로 여겨질 수 있다. 또한 그 어떤 국적이나 종교에 속하는 사람일지라도 그에게서 심오한 영적 경험들을 불러일으킬 수 있는 영원한 원형적 상징들이다. 그것들은 내면의 통찰력을 각성시킨 사람들의 날카로운 눈초리로 조사된 것이며, 우리와 우리가 움켜쥐려 하는 영원한 영(spirit) 사이의 유일한 연결고리이다.

딴뜨라 이미지들은 종종 이론적인 설명의 경계를 넘어가기도 한다. 이미지들 중 어떤 것들은 열여섯 개의 손과 세 개의 눈을 가지고 있으며, 어떤 것들은 벌거벗은 채 피를 마시고 있는 것으로 그려진다. 또 어떤 것들은 파괴의 무기를 지니고 있는 것으로 보이기도 한다. 깔리는 해골 목걸이를 하고 있는 것으로 그려지며, 쉬바는 온몸에 뱀들이 기어 다니는 것으로 그려진다. 상징적인 의미 외에, 이 다양한 예화들은 인생이 하나의 틀, 하나의 관념, 하나의 사고방식에 결코 맞춰질 수 없다는 것을 주장하는 딴뜨라의 방식이다. 그렇게 하는 것은 인생의 다양성을 훼손하는 것이다. 오히려 인생을 더 충분히 살기 위해서는 다양성과 모순으로서의 인생을 경험해야 한다.

사실 오늘날 딴뜨라는 인간의 마음과 의식을 위한 과학적인 치료책으로서, 이 실질적인 적용 영역을 생생하고 활기 있게 한 유일한 영적 전통으로 서 있다. 상상과 내면의 경험은 이따금씩 경험하는 임의의 기분에 맡겨져서는 안 되며, 오히려 의지의 명령 아래 깨우쳐져야 한다고 딴뜨라는 믿고 있다. 인간은 하나의 생각을 창조하여 그것을 전개 · 시각화하고 나서 처리하기에 유능해야 한다. 이것은 영적인 경험뿐만 아니라 물질적인 삶에서 원하는 것의 성취를 위한 기본이다.

이를 위해서는 딴뜨라 행법들에 규정된 규칙들과 지시들을 따라야

할 것이다. 딴뜨라는 바라던 관념에 생기를 부여하기 위해 상징들과 이미지들뿐만 아니라, 앉아야 하는 방식과 숨을 쉬는 방식, 방이 어두워야 하는지 그렇지 않은지, 어느 순간에 특정한 상징을 끌어들여야 하는지도 규정한다. 이 모든 것은 스승의 엄한 지도 아래 이루어져야 한다.

빠빠 뿌루샤의 이미지

땃뜨와 슛디에서 하는 명상행법은 예사롭지 않은 심상으로 가득 차 있다. 그 가운데 가장 기괴한 것은 에고, 집착, 질투, 자만 등에 기인한 아픔과 고통의 원인을 상징하는 빠빠 뿌루샤(죄 많은 사람), 즉 죄로 가득 찬 사람의 심상이다. 땃뜨와 슛디 과정 중에는 몸 안에서 일어나는 그의 모습의 완전한 변형을 상상하며, 이 변형을 통해 우리는 실제로 자신을 변형시키고 있다. 이 빠빠 뿌루샤의 변형은, 제3의 중립세력의 리듬과 균형을 각성시키기 위해 결합하고자 분투하는 에너지의 부정적인 세력과 긍정적인 세력 사이 갈등의 내적인 변형으로 이해해야 한다.

빠빠 뿌루샤의 변형은 이 견해에서 명쾌하게 이해해야 한다. 우리 인격과 성질에서 오류를 일으키는 갈등과 부조화의 관념은 심리적인 것만큼이나 생리적이다. 각 존재에 고유한 이다와 삥갈라, 해와 달, 활력과 정신력의 두 세력은 부단히 서로에게 작용하고 있다. 이 두 세력 사이의 어떤 불균형이든지 궁극적으로 정신적·심리적인 영역으로 전이되며, 정신적·심리적인 영역의 불균형도 이 두 세력으로 전이된다. 그러므로 빠빠 뿌루샤의 변형은 단지 우리 자신에게서 죄와 악을 씻어내는 행위만이 아니다. 그것은 순전히 도덕적이고 윤리적인 해석이며 추측이기가 쉽다. 결국 죄를 고백하는 행위가 그것들을 씻어버릴 수 있다면 인생은 아주 단순할 것이다.

빠빠 뿌루샤는 윤리적·종교적인 관점이 아니라, 갈등을 일으키고 부조화하며 균형 잡히지 않은 모든 것을 상징하는 것으로서의 죄로 가득 찬 사람을 의미한다. 조화를 달성하기 위해서는 갈등을 경험할 필요가 있다고 딴뜨라는 강조한다. 우주의 이원적이고 대립적인 세력들은 딴뜨라의 기본적인 가르침이며, 우리는 그것들을 우주의 필연적인 현상으로 이해해야 한다.

딴뜨라는 창조의 모든 수준에서 이원성에 대해 이야기한다. 가장 높은 수준에는 쉬바와 샥띠가 있다. 그것들은 같은 동전의 양쪽이며 이러한 면은 낮과 밤, 해와 달, 더위와 추위, 사랑과 증오 같은 존재와 경험의 모든 영역에서 관찰할 수 있다. 낮이 없으면 밤에 대한 지식이 있을 수 없다. 우리는 밤에 앞서거나 뒤따르는 낮의 경험 때문에 밤이 일어나는 것을 알 수 있을 뿐이다.

이다/뼁갈라의 원리는 같은 이론에 근거하고 있다. 이다는 달, 뼁갈라는 해로 나타나며, 이다는 정신적인 에너지, 뼁갈라는 쁘라나 또는 활력 에너지를 나타낸다. 이다는 차갑고 뼁깔라는 뜨겁다. 갈등을 일으키는 특질들 때문에 그것들은 서로 간에 일종의 '긴장' 또는 '끌어당김'을 일으키는데, 이는 생명의 진화를 위해 필연적이다.

긴장이나 갈등이 없다면 우리는 진화를 멈출 것이다. 우리는 따마스의 수준에서 자족하며 타성적으로 남아 있을 것이다. 이 갈등 때문에 긴장이 창조되며 그 긴장 때문에 우리는 균형을 찾기 위해 영원히 애쓰고 있다. 균형을 추구하면서 우리는 영적인 경험에 의지하고, 그리하여 우리의 진화는 더욱더 높이 밀려간다.

그러므로 우리가 몸에서 창조하는 기괴한 작은 사람은, 우리가 마음과 몸이라고 부르는 전체 체계 안에 있는 에너지 불균형의 상징적인 창조물이다. 그는 악마나 사탄이 아니다. 물론 그는 각각의 모든 사람에게 깊이 뿌리내린 것에 영향을 주기 위해 그러한 것으로 상징된다. 죄의 관념은 먼 과거를 통해 출현한 집단무의식의 일부이며 강한 반응을 불러일으킨다.

빠빠 뿌루샤의 이미지는, 우리가 마음의 일부로부터 떨어져 있는 목격자 단계에 있으면서 모든 행위와 생각을 지켜보고 우리의 반응을 객관적으로 평가하는 수련지점에서 능숙하게 배치된다. 우리의 에고가 이전에 우리에게 감추면서, 가지고 있다는 것을 고백하기 부끄러워하고 거슬리는 부분을 피하게 한 우리 인격의 많은 면들을 보는 것은 바로 우리 자신을 객관적으로 볼 때뿐이다.

딴뜨라는 "피하지 마!"라고 말한다. '생각하고 싶은 나' 가 아니라 '있는 그대로의 나' 를 볼 수 있어야 한다. 장점뿐만 아니라 단점들도 마주할 수 있는 강인함과 의지력을 가져야 한다. 그것에 대해 뭔가를 하기 시작할 수 있는 것은, 자신을 바라볼 수 있을 때, 피상적으로나 흘끗 보는 것이 아니라 자신을 깊이 꿰뚫어 응시할 수 있을 때뿐이다. 그때 무엇을 해야 할지 스스로 알게 될 것이며, 그 지식은 내면을 바라보지 않으면 얻을 수 없는 내적인 지식이다.

결과적으로 수행자가 배운 행법들은 자신을 들여다보기 위해 계발된 것이다. 이 행법들 중 어떤 것들은 잠재의식적·무의식적인 마음 앞에 만달라들을 배치시킴으로써 그 마음에 관련되었다. 왜냐하면 만달라는 마음의 그 영역들에 존재하는 것을 끌어당길 수 있는 힘을 가지고 있기 때문이다.

땃뜨와 숫디는 창조된 만달라들이 하나는 초월적이고 다른 하나는 심하게 거친 우리 인격의 두 부분에 관련되는 그러한 하나의 행법이다. 수행자는 어느 것과 결합하고 동일화하고 싶은지를 결정하도록 요구받는다. 그렇지만 자신을 바라보도록 요구받기 전에 우리에게는 몸의 가장 낮은 땃뜨와를 마음의 가장 높은 땃뜨와로 진화시키는 행법 세트가 주어진다. 보다 높은 마음의 상태에서 자리 잡힐 때만 우리는 결정하도록 요구받는다. 왜냐하면 그것이 정확한 결정일 것이기 때문이다. 빠빠 뿌루샤와 동일화할 것인지 아니면 데비와 동일화할 것인지, 그것이 우리가 하도록 요구받는 결정이다. 우리는 거친 마음을 통해서가 아니라 보다 높은 마음을 통해 자신을 판단하도록 요구받는다. 이것은 중요하다. 땃뜨와 숫디는 내적인 통찰력의 명료함이 드러날 때까지 기다릴 것을 요구하는데, 그 세력이 훨씬 더 강력하고 정확하기 때문이다.

그래서 우리는 수련을 통해 달성한 마음의 수준에 따라 선택을 한다. 수련이 우리를 자신 속으로 아주 깊이 데려간다면 우리는 데비와 동일화하지만, 그렇지 못하면 보다 거친 수준, 즉 빠빠 뿌루샤와 동일화한다. 그것은 모두 우리가 얼마나 깊이 갈 수 있는가에 달려 있다. 땃뜨와 숫디 행법은 쁘리트비, 아빠스, 아그니, 바유, 아까샤 땃뜨와들이 원인이 아니라 결과일 뿐이라는 것을 자각하게 해줌으로써 길을 보여준다. 원인으로 돌아가지 않으면 우리 존재의 뿌리를 발견할 수 없다. 거기에 답이 있다.

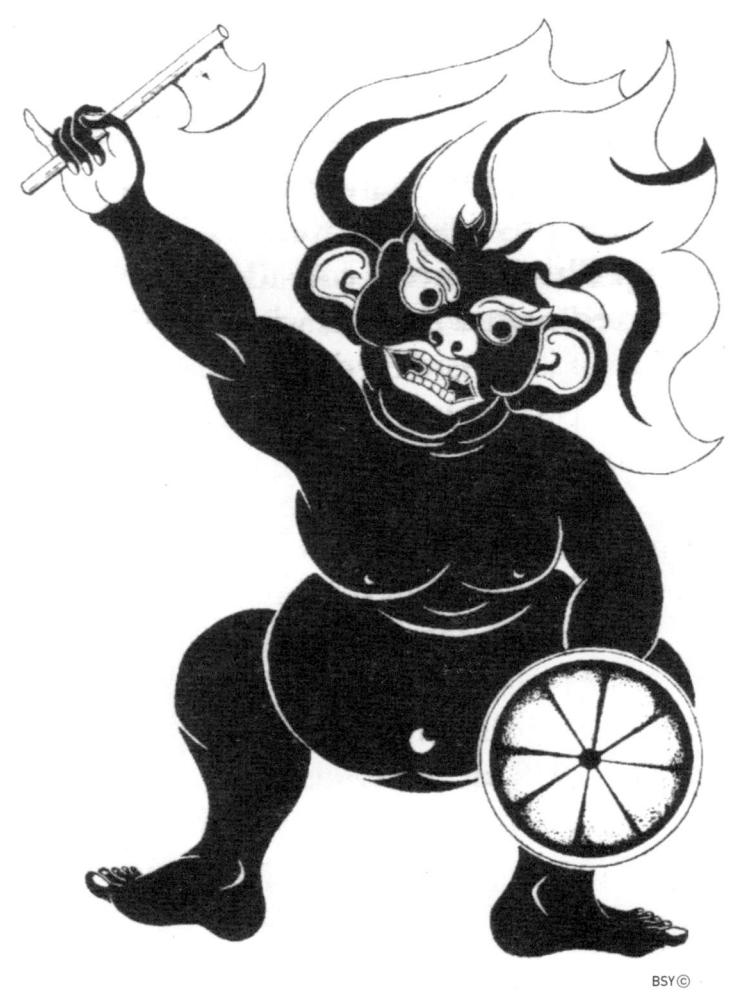

빠빠 뿌루샤

14. 바스마: 화욕(火浴)

바스마(재)를 바르는 것은 미묘하고 원인적인 영역들뿐만 아니라 육체적인 수준에서도 정화를 상징하기 때문에 땃뜨와 슛디 사다나의 필수적인 부분을 이룬다. 딴뜨라의 아버지로 여겨지는 마하요기 쉬바는 벌거벗은 모습으로 그려지는데, 그의 온몸은 재로 칠해져 있다. 재를 바르는 것은 우리의 쉬바 성질을 발견하기 위한 상서로운 행위로 여겨진다.

바스마는 문자적으로 '분해'를 뜻한다. 불이나 물 등의 작용을 통해 분해되거나 분쇄되는 물질은 '바스마' 형태로 변하는 것으로 여겨진다. 이 작용이 완료된 후의 잔여물질을 바스마라고 하는데, 이것은 본래의 물질보다 무한히 더 정제되고 순수한 것이다. 그리하여 분해작용을 통해 어떤 불순물도 없는 물질의 배후에 있는 정수가 발견된다.

이 분해작용은 땃뜨와 슛디에서 일어날 때 객관적인 자각의 분해라는 동등한 경험을 나타내기 때문에 의미심장하다. 우리가 외부적으로 물질을 바스마 형태로 바꾸는 것처럼, 그 모든 미묘한 현현을 가지고 있는 이 몸/마음을 책임지는 정수를 발견하기 위해 우리는 이 딴뜨라 행법의 '불'을 활용한다. 이 분해의 결과는 내면의 경험 형태로 되어 있다.

물질의 본질적인 성질을 발견하기 위해서는 그것을 여러 단계에서 분해해야 하는데, 각 단계는 보다 미묘하고 미세한 찌꺼기를 드러낸다. 마찬가지로, 다른 경우라면 가려져 있는 정수를 경험하려면 객관적인 자아를 충분히 분해하기 위해 여행해야 하는 많은 단계들이 있다. 쁘라띠아하라, 다라나, 디아나로 알려진 이 단계들은 점점 더 미묘해지면서 궁극적인 정수인 사마디의 향기로 절정을 이루는 경험을 가져다준다.

물질의 고유하고 미묘한 정수를 가리는 것은 바로 물질의 거죽이다. 그러한 것으로서 분해는, 외적인 것이든 내적인 것이든 정화를 취급하는 모든 과정에서 아주 중요한 요소이다. 정화는 외부적인 원소의 부가가 아니라 모든 불순물의 제거를 의미한다. 그러므로 바스마를 바르는 것은, 우리의 내적 자각이 물질로부터 순수의식으로 여행하는 과정의 절정을 나타낸다. 동시에 그것은 "티끌에서 티끌로, 재에서 재로……"라고 성경에서 말한 것처럼, 인생의 덧없음을 상징하기도 한다.

바스마는 인도에서 인생의 원기회복을 위한 가장 오래되고 가장 심오한 의학체계 가운데 하나인 아유르베다 체계의 의학요법으로 널리 이용된다. 금, 은, 동이나 치유특성이 있는 그 밖의 어떤 금속으로도 바스마를 만들 수 있다. 그렇지만 땃뜨와 슟디 행법에서 바스마는 소똥으로 조제된다. 소똥에 해당하는 산스끄리뜨어는 문자적으로 '소가 주는 선물'을 뜻하는 **고바르**(gobar)이다. 인도를 여행하는 중에 시골 여성들이 고바르로 만든 둥근 덩어리를 밖에서 말리는 것을 종종 본 적이 있을지도 모른다. 바스마의 재료로 들어가는 것이 바로 이 덩어리들이다.

인도에서 고바르는 다양한 용도로 쓰인다. 그것의 고유한 특성은 많은 병을 극복하기 위한 은혜이다. 대부분 동물과 인간의 배설물은 질병과 박테리아 전염의 원천이다. 그렇지만 과학적으로 분석해볼 때 소의 배설물에는 바이러스와 전염병균이 없을 뿐만 아니라 살균특성이 있는 유용한 호르몬도 함유되어 있다. 많은 남미 국가들에서는 소똥 혼합물이 일정한 바이러스에 의해 야기되는 구제역을 퇴치하기 위해 이용되어 왔으며, 실제로 이 혼합물이 전염병에 효과가 있음이 입증되었다.

이 소똥 체계의 위생적이고 신비한 특성들을 확신할 수 없다면 그 행법을 완전히 없애도 좋다. 그렇지만 우리가 일상생활에서 자부심과 최대의 믿음을 가지고 이용하는 많은 기구들이 실제로는 비위생적이고 문화적으로 위험한 경우에도 우리가 과학적인 근거에서 결코 그것들을 의심하지 않는다는 점을 언급할 필요가 있다. 심지어 약도 예외가 아니어서 그것은 종종 비위생적인 많은 요소들로 만들어지기도 한다. 고바르는 이른바 의약품, 미용품목들과 비교될 수 없다.

게다가 바스마를 바르는 것은 사람 존재의 육체적인 차원에만 제한되지 않는다. 오히려 그 효과는 의식의 미묘하고 원인적인 영역들에서 더 확실하게 드러난다. 요가 어법에서 **고**(go)는 감각을 상징한다. 그리하여 주 끄리쉬나의 한 이름인 **고빨**(Gopal)은 '감각의 수호자'를 뜻하고, 그의 또 다른 이름인 **고빈다**(Govinda)는 문자적으로 '감각의 주'를 뜻한다. 마찬가지로 상징적으로 소들이 풀을 뜯는 들판으로 이용되는 **고차르**(gochar)는 문자적으로 객관적인 경험이 일어나고 있는 '감각의 들판'을 의미한다.

이 다양한 상징학으로부터 소에 해당하는 '고'나 '고마따(gomata)'라는 말이 생겼다. 고마따는 앞에서 본 것처럼, 다름 아닌 쁘라끄리띠인 '감각의 창조자'를 뜻한다. 그리하여 인도에서는 소가 숭배되며, 우리가 흔히 소똥이라고 하는 것은 '소가 주는 선물'이라는 뜻의 고바르 또는 **고 마야**(go-maya)로 알려져 있다.

그러므로 땃뜨와 숫디 행법에서 다른 물질이 아닌 고바르가 이용되는 이유는 의미심장하다. 아그니(불)에 의한 고바르의 분해를 통해 우리는 그것을 감각의 절멸 또는 분해를 상징하는 바스마 형태로 바꾼다. 이것이 정확히 우리가 땃뜨와 숫디에서 하려는 것이다. 쁘라띠아하라를 통해 우리는 객관적인 세계 또는 감각의 경험을 해체하며, 다라나를 통해 나머지 경험을 집중시키면서 그것에 보다 미묘한 형태를 부여하고, 디아나를 통해 미묘한 경험들을 그 본래의 우주적인 정수 또는 쉬바 의식으로 한층 더 폭발시킨다. 그리하여 고바르를 바스마로 변형시켜 남은 정수를 바르는 과정은, 우리가 땃뜨와 숫디를 통해 창조하려 하는, 그리하여 현교적인 행법과 밀교적인 행법 모두의 중요성을 강조하려는 과정과 유사하다.

바스마는 수련 중에 만뜨라와 함께 상세한 방식으로 이마에 바른다. 재가자들과 산야신들에게는 서로 다른 만뜨라가 있다. 재를 바르는 것은 행법의 마지막 단계이며, 그것을 이용한 모든 사람들의 개인적인 경험은, 그것이 수행자에게 깊이 정화되는 느낌을 남겨준다는 것이다.

영적인 수준에서도 바스마를 바르는 행위는 자연의 보다 높은 세력들을 끌어당기기 위해 사용된다. 인도에서는 주로 이 목적을 위해 몸에 바스마를 칠한 많은 사두들과 요기들을 볼 수 있다. 《스리마드 데비 바가바땀》뿐만 아니라 《쉬바 뿌라나》에도, 목샤(해탈)를 추구하는 사람들은 바스마를 사용하고 루드락샤 말라(목걸이)를 착용해야 한다고 언급되어 있다.

그렇지만 바스마를 바르는 행위의 궁극적인 효과는 말로는 충분히 전해질 수 없다. 이 행법은 몸소 경험해야 하는 것이다. 말은 한계가 있으며 논리의 과정을 통해 발전한 반면, 경험은 때때로 논리조차 부인하기도 한다. 중요한 점은 바스마가 아주 많은 요기들과 리쉬들에 의해 시도·시험되었으며, 그 이점들이 모두에 의해 증명되었다는 것이다. 그것이 바로 이 행법이 오늘날까지 계속되는 까닭이다. 요가가 몸과 마음에 대한 과학적 체계라는 것은 이미 입증되었다. 만일 바스마를 바르는 행법이 그 사용자에게 바라던 효과를 가져다주지 않는다면, 요기들과 리쉬들은 더 이상 그것을 받아들이거나 주창하지 않을 것이다.

바스마 조제

바스마를 바르는 것은 땃뜨와 숫디의 아주 중요한 부분으로 여겨진다. 그 조제방법이 아래에 있는데, 바스마는 수련 며칠 전에 조제하여 밀봉된 항아리에 저장했다가 써야 한다.

1단계

1. 중간 양의 소똥을 취하여 여러 개의 납작하고 둥근 덩어리를 만든다.

2. 햇볕에 철저히 말린다.
3. 완전히 마른 뒤에 큰 그릇에 넣고 몇 개의 덩어리에 불을 붙여 태운다. 불은 저절로 다른 덩어리들로 번질 것이다. 불꽃이 느리고 적당해야 하기 때문에 한꺼번에 불을 붙이지 않는다. 연기가 많이 나므로 밖에서 해야 한다.
4. 완전히 타면 식힌다.
5. 그 다음에 재를 모아 얇은 모슬린 천으로 거른다. 찌꺼기는 고운 잿빛 가루(재)가 될 것이다.
6. 이것이 1단계의 끝이며 이것으로 바스마는 사용할 준비가 되었다. 그렇지만 더 정화되고 향기로운 찌꺼기를 갖고 싶다면 이 단계를 한 번 더 할 수 있다.

2단계

1. 1단계의 찌꺼기를 취해서 우유와 기이(ghee: 우유로 만든 정제버터)를 첨가한다.
2. 물기가 많아지지 않도록 조심하면서 부드러운 반죽을 만든 후 반죽을 굴려 중간 크기의 여러 개 공으로 만든다.
3. 이것들을 며칠 동안 완전히 말린 후 1단계에서처럼 태운다.
4. 찌꺼기를 얇은 모슬린 천으로 걸러낸다. 이번에는 찌꺼기가 더 곱고 색이 더 옅을 것이다.
5. 매번 우유와 기이를 첨가하여 2단계를 11회 반복할 수 있다. 태울 때마다 찌꺼기는 더 곱고 더 하얗게 될 것이며 향기는 값비싼 프랑스 향수처럼 좋아질 것이다.
6. 최종 단계 뒤에 바스마를 밀봉된 항아리에 저장하여 향기가 빠

져나가지 않게 한다.

고바르를 11회 태우는 것의 의미는 쉬바 의식의 수치상 등가가 11이라는 사실에 기인한다. 그러므로 고바르를 11회 태운 찌꺼기는 순수의식의 경험처럼 미묘하고 향기롭다.

15. 땃뜨와 숯디 사다나 수련하기

땃뜨와 숯디 사다나를 시작하기 위한 이상적인 방식은, 《스리마드 데비 바가바땀》에 언급된 것처럼, 구체적으로 정해진 날 동안 이 수련을 하기 위해 구루의 도움을 받으면서 상깔빠(결심)를 만드는 것이다. 상깔빠는 12년, 6년, 3년, 1년, 6개월, 12일, 6일, 3일, 또는 최소 1일을 위해 만들 수 있다고 한다. 그것을 하기 위해 선택하는 기간은 상깔빠를 성취할 수 있는 능력, 의지력, 정신적인 결단력을 근거로 정해야 한다. 일단 만들어지면 상깔빠는 결코 어겨서는 안 되므로 시작하기 전에 많은 생각을 해서 결심해야 한다.

수련은 1년 중 언제든 시작할 수 있다. 그렇지만 보다 효과적인 결과를 위해서는 **쉬라반**(Shravan 7~8월)이나 **아쉬윈**(Ashwin 10월) 중에 시작할 것을 권한다. 아쉬윈은 데비 예배를 위한 특별한 달이므로 이 기간 중에는 수련이 특히 상서롭다.

수행자가 주의를 기울여야 하는 첫번째 중요한 요소는 음식물이다. 장기간의 명상 중에는 여러 이유 때문에 음식물이 아주 중요하다. 먼저 몸의 이화·신진대사·동화 속도가 변화를 겪으므로 그에 따라 음식물을 조절해야 한다. 무거운 음식은 소화시키기 어려워지며 보다 높은 에너지 진동에 대한 민감성과 수용성을 방해한다. 무거운 식사는 몸과 마음을 모두 나태하게 만드는 경향이 있다. 그러므로 음식물은 수련 강도에 따라 조절해야 한다. 수련이 며칠 동안 강도 높은 사다나로 이루어질 경우에는 하루에 한 번 과일과 우유 또는 요구르트만 취해야 한다. 소금이나 향료 같은 양념이나 청량음료는 음식물에 포함되지 않아야 한다. 그것들은 소화체계에 자극을 주기 때문에 위산과다를 일으키고, 신진대사 속도와 심장박동 속도를 증가시킬 수 있기 때문이다. 허기의 고통 그리고 전반적인 나약감과 무기력감을 피하기 위해서는 수련 며칠 전에 과일, 우유, 삶은 채소 같은 가벼운 식사에 익숙해져야 한다. 이런 식으로 위장이 준비되면 수련기간 동안 조절된 음식물에 쉽게 적응할 것이다.

하타 요가나 끄리야 요가 또는 꾼달리니 요가 수련 뒤의 일과 수련으로서나 일과 뿌자(의례)로서의 땃뜨와 슛디 사다나의 경우에는, 일 그리고 가족 상황에서 오는 압력에 비추어볼 때 음식물에 대해 그렇게 엄격하고 엄중한 규칙들을 유지하는 것이 가능하지 않다. 그러한 경우에는 사다나를 가장 적합한 조건들에 맞출 수 있다.

이 수련을 하고자 하는 수행자는 그렇게 소박한 음식물을 생각하고 놀랄 필요가 없다. 사실 온몸에 에너지와 영양을 공급하는 것은 바로 쁘라나라는 것을 이해해야 한다. 우리가 살고 숨 쉬고 움직이는 것은 쁘라나 때문이다. 쁘라나가 낮은 사람은 설사 최고 의사들이 권장하는 가장 영양가 있는 음식물을 먹는다 해도 좋은 건강을 유지할 수 없다. 쁘라나가 없으면 음식을 소화시키거나 동화시키지도 못할 것이다. 그러므로 과일과 우유만으로 며칠을 산다고 역효과가 일어나지는 않으며 오히려 더 이로울 것이다.

땃뜨와 숫디를 통해 우리는 쁘라나 수준을 증가시키고 그것을 몸 곳곳으로 보내고 있다. 정확히 한다면 수행자는 단식에도 불구하고 체중을 늘릴 수 있다. 중요한 것은 얼마나 많이 먹느냐가 아니라 몸이 얼마나 많이 동화시킬 수 있느냐이다. 몸에서 쁘라나 체계가 활성화되면 동화와 소화 과정이 자생적으로 바로잡히고 재충전된다.

《스리마드 데비 바가바땀》에서는 수련 전에 삭발해야 한다는 것을 강조한다. 강도 높은 명상수련 중에는 몸에서 열이 증가하므로 적당한 방출통로가 필요하기 때문이다. 머리가 길면 열의 배출이 방해되어 피부발진이 일어나거나 신체체계의 다른 부분이 과열될 것이다. 삭발하는 것이 모든 사람에게 가능하지 않을 수 있지만, 어떤 구속에도 처하지 않는 사람들은 그렇게 하도록 해야 한다.

사다나 시간 중에는 산야신들이 입는 것처럼 바느질되지 않은 천을 입는 것도 좋다. 이 천은 아주 하얗거나 황토색이면 된다. 이 색들은 마음의 무의식적인 수준들에 대한 깊은 영향력을 가지고 있는 것으로 알려졌으며, 그것들이 영적인 경험을 위한 긍정적인 분위기를 창조한다는 것을 스스로 발견하게 될 것이다. 바느질되지 않은 천은, 보다 높은 영적 경험을 위해 필요한 마음상태로 성인들과 현자들에 의해 선언된 바이라갸(냉철함)를 상징한다. 가장 위대한 라자 요가 해석가인 빠딴잘리도, 바이라갸는 마음이 예리함을 달성할 수 있는 기본적인 교의 가운데 하나라고 《요가 수뜨라》에서 분명히 말했다.

그러므로 언제나는 아닐지라도 적어도 사다나 시간 중에는 모든 외적·내적인 태도에 대한 훌륭한 바이라갸의 관념을 계발하는 것이 필요하다. 사다나 시간 중에 이 느낌을 깨치고자 하는 사람들은 규정된 천을 착용함으로써 실험을 해야 한다.

여기서 열거한 규율 중 많은 것들이 터무니없어 보일지 모르며 불필요한 외적 의례로 여겨질 수도 있다. 그러나 그것들을 가볍게 취급하기 전에 스스로 해볼 만한 가치가 있다. 외적인 의례의식들은 우리가 상상하거나 받아들일 수 있는 것보다 더 깊은 영향력을 미친다. 그것들은 우리가 사다나를 통해 도달하려는 마음의 영역들에 영향을 주며, 그 영역들은 논리 너머에 있기 때문에 그것들이 낳을 정확한 효과를 한정하기는 어렵다. 그래서 우선은 우리 안에 있는 영적인 삼스까라들이 내면에서부터 발화하여 전개될 수 있도록 이런 규율들이 영향을 준다고만 하자.

게다가 내면의 경험을 추구하는 사다까로서 우리는 엄연히 사회에 의해 우리에게 가해진 모든 정신적인 제약을 버리려고 해야 한다. 사회는 특정한 방식으로 살고, 먹고, 자고, 입고, 마시도록 우리를 세뇌시켰다. 그러나 이런 제약들이 모든 라가와 드웨샤, 즉 좋음과 싫음 같은 집착들의 기본이기 때문에 우리의 영적 성장에 역으로 작용한다는 생각을 우리는 결코 해본 적이 없다.

전통적인 규정들

전통적으로 땃뜨와 숫디는 하루에 세 번, 즉 **브라흐마무후르따**(brahmamuhurta) 시간(오전 4~6시), 한낮, **산디아**(sandhya 황혼 무렵)에 수련해야 한다. 각 수련 전에는 목욕을 해서 몸을 철저히 깨끗하게 해야 한다. 수련을 위해서는 조용하고 되도록 방해받지 않는 방을 선택해야 한다. 방은 소박하고 꾸밈없이 유지되어야 하며 각 세션 전에 구석구석 청소해야 한다. 수련을 위해 요구되는 것들은 편안한 매트, 기름등, 향 또는 백단향, 꽃, 음식공양물(스위트-되도록 자신이 준비한 것), 바스마를 바르기 위한 물 한 사발이다. 바스마는 미리 준비해서 항아리에 넣어두어야 한다.

정해진 날에는 일찍 일어나 목욕을 하고 수련을 위해 북쪽이나 동쪽을 향해 앉아야 한다. 수련을 시작하기 전에 기름등과 향을 켜고 속으로 상깔빠를 암송한다. 그 다음에 수련을 시작할 수 있으며, 이런 식으로 정해진 날들 동안 하루에 세 번 계속한다. 마지막 날에는 **모우나**(mouna 침묵)를 수련해야 하며, 마지막 세션이 끝나고 황혼 무렵에는 무형의 실재에 대한 특별한 명상을 해야 한다.

규칙적인 명상수련으로서의 땃뜨와 슷디

땃뜨와 슷디는 두 가지 방식, 즉 1년에 적어도 한 번 정해진 수의 날 동안 강도 높은 사다나로, 또는 하타 요가나 끄리야 요가 혹은 모든 형태의 딴뜨라 명상과 더불어 일과훈련으로 수련할 수 있다. 땃뜨와 슷디는 딴뜨라와 요가의 현교적인 행법과 밀교적인 행법 사이의 다리이기 때문에, 아직도 명상하기 위한 방식을 찾고 있는 사람들에게는 시작하기 위한 이상적인 길이 될 수 있다.

강도 높은 사다나로 수련하지 않을 때는 단식, 음식물 등에 대한 규정들을 부과할 필요가 없다. 그때는 그것을 하루에 한 번만 해야 한다. 그렇지만 수련 시간에 적합한 분위기를 창조하기 위해 기름등과 향을 켜는 외적인 의례를 활용할 수는 있다.

또한 날마다 같은 시간과 장소에서 명상을 해야 한다. 규칙적인 타이밍은 뇌와 몸에서 특정한 바이오리듬과 무의식적인 반사작용을 창조하기 때문에 필수적인 규율이다. 영적인 수련을 위해서는 일정한 타이밍이 도움이 되는데, 이는 주로 새벽 4~6시 사이, 저녁에 잠자기 전이다. 모험심이 있는 사람들은 이 수련을 한밤중에도 할 수 있다.

땃뜨와 숫디는 얀뜨라나 만달라 명상 전에 특히 효과적이다. 사실 딴뜨라에서 그것은 얀뜨라와 만달라 뿌자 전의 사전 의례로 강조된다. 땃뜨와 숫디 사다나를 통해 수련자는 세속적인 자각을 초월하며, 자신에게서 각성되는 보다 높은 세력들을 통해 힘을 얀뜨라나 만달라 속으로 불러일으키고, 얀뜨라나 만달라는 그때 그 고유한 세력을 드러내기 시작한다.

땃뜨와 숫디 행법은 정화과정으로서 마침내 일상적 수련의 일부가 되어야 한다. 육체적인 위생을 위해 필요한 일상으로 날마다 목욕하고 양치질하는 것처럼, 땃뜨와 숫디 사다나는 정신적 · 심령적 · 영적인 위생을 위한 일상 절차가 되어야 한다. 육체를 날마다 깨끗이 하지 않으면 먼지와 오물이 끼듯이, 우리 존재의 보다 미묘한 수준들은 삼스까라의 형태로 쓰레기를 축적한다. 돌보지 않으면 그것들은 우리 인생의 전체 구조에 영향을 줄 것이다. 몸과 마음의 미묘한 원소들은 마치 자동차처럼 정밀검사를 해야 한다. 이 정화과정이 완성된 뒤에만 **스티띠**(각성)가 가능해질 수 있다.

강도 높은 사다나를 위한 지침들

장기적인 사다나 중의 정신적인 태도는 가장 중요하다. 강도 높은 사다나 중에는 인식이 매우 민감해지고 마음이 대단히 명료해지며 엄청난 심령적 힘이 계발된다. 이 세력은 올바로, 그리고 창조적으로 사용되어야 한다. 이에 대해 신중하지 않으면, 같은 힘이 부정적인 세력이 되어 사다나 중에 쌓은 힘과 경험을 파괴할 수 있다. 수련 중에는 강한 감정들이 생길 수 있으며, 동요를 주는 생각들이 우리를 괴롭힐 수 있고, 사소한 사건들이 기분을 상하게 하거나 짜증나게 할 수 있다. 따라서 그것들에 동요되지 않을 수 있는 강인함과 열정을 가져야 한다.

적어도 상깔빠 시간 중에는 사건들이 자신에게 영향을 주지 못하게 함으로써 균형을 유지하겠다고 스스로에게 말하라. 목격자(사끄쉬)로 남아 있으면서 하루의 모든 순간을 관찰하도록 하라. 직접적인 습격을 통해 정신적인 안정을 공격하는 온갖 감정, 느낌, 좌절에 얽혀들지 말고, 정신적으로 자신을 분리시켜 마음속에 무엇이 일어나고 있는지를 알아라. 삼스까라 정화과정이 시작되고 감정의 에너지 세력이 창조적으로 흘러 내면의 경험을 일으키는 것은 목격의 행위를 성취할 때뿐이다.

모우나도 강도 높은 사다나 중에 도움이 되는 행법이다. 단식이 육체를 정화시키는 것처럼 모우나는 마음을 정화시킨다. 불필요한 잡담과 한담은 마음을 외부화시켜 내적인 경험이 상실될 수 있지만, 모우나를 통해 내적인 자각이 강화된다. 우리는 안에서 여행하면서 몸, 마음, 심령 안에 있는 미묘한 작용들을 목격한다. 그러므로 수련자는 모우나 수련을 위해 적어도 하루를 선택하도록 권장된다.

모우나와 단식 그리고 강도 높은 사다나 수련이 비활동적이 되어야 한다는 것을 의미하지는 않는다. 반대로 얼마간의 일을 하면서 절대적으로 필요할 경우에만 물러나 쉬도록 해야 한다. 땃뜨와 숏디를 강도 높은 사다나로 행하고 있는 동안에는 육체적으로나 정신적으로 나태하게 있지 말고 평소처럼 집안 허드렛일을 하는 등 오히려 여느

때보다 조금 더 많은 것을 하려고 해야 한다. 이것이 마음에 틈을 주지 않아 정신적인 평형을 동요시키는 모든 불필요한 생각을 피하도록 도와준다. 그것은 이전의 사다나를 그만두어야 한다는 것을 뜻하지도 않는다. 하타 요가나 끄리야 요가 또는 그 밖의 어떤 사다나를 수련하고 있다 해도 이런 수련들을 계속해야 한다. 두 사다나를 병합시킴으로써 더 큰 결과를 얻을 것이다.

수면 시간도 조절해야 한다. 강도 높은 땃뜨와 숫디 수련 중에는 최소 5시간, 최대 7시간이 권장된다. 마음이 내면화될 때의 첫 부산물이 이완인데, 이완은 일시적인 둔감함을 유발하여 잠으로 이어지기 때문에 잠은 요가에서의 첫 장애 가운데 하나다. 사실 때로는 깨어 있는 것이 어려워지기도 한다. 그래서 수련 중에 태반은 꾸벅꾸벅 졸다가 잠에 떨어지는 자신을 발견하게 되는 것이다. 이것이 바로 수련 전에 목욕(되도록 찬물로)이 필요한 이유 가운데 하나다. 그럼에도 여전히 깨어 있을 수 없다면, 수련을 중단하고 얼굴에 찬물을 끼얹은 후 다시 수련하거나 집중이 동요될 경우에는 처음부터 다시 시작하기도 하라.

사다나의 장애, 지능

수행자는 영적인 사다나에 관련해서 모든 지적 장애를 없애도록 해야 한다고 딴뜨라와 요가에 관한 모든 문헌에 이따금씩 언급되어 왔다. 지적인 논리와 추론 과정을 통해 사다나에 접근하는 한 경험은 정체되어 있을 것이다. 우리가 도달하려는 마음수준은 지적인 희롱의 분규 너머에 있다. "내가 왜 이 사다나를 하고 있는가?" "이 광경들은 무엇을 의미하는가?" "나는 진보하고 있는가?" "이 모든 경험은 어디에서 오는가?" "이 모든 것은 나를 어디로 이끌 것인가?"와 같은 의문들은 모든 사람에게서 생길 수밖에 없다. 그렇지만 이런 것들과 그 밖의 지적인 곡예는 피해야 한다.

지능은 필요하며 도움이 되기 때문에 매일의 세상 생활을 위해 반드시 그것을 사용하라. 그렇지만 사다나에서는 이 능력이 방해가 되며 장애이다. 그것이 바로 스리 오로빈도가 "지능은 조력자였다. 지능은 장애이다. 지능을 초월하라."고 말한 까닭이다. 이것이 모든 사다까들의 좌우명이 되어야 한다. 지능은 어떤 지점까지는 좋다. 우리가 요가 수련을 시작한 것도 지능의 식별력을 통해서이다. 그렇지만 보다 높이 가기 위해서는 이제 그것을 뛰어넘어야 한다. 이것이 언제나 가능하지는 않을지도 모르지만, 강도 높은 사다나 기간 중에는 어떻게 해서라도 유지되어야 한다.

신앙과 사랑 그리고 헌신은 보다 높은 경험들을 현현시켜주는 매개들이다. 이 특질들은 지능의 냉철하고 타산적인 추론을 흡수하여 무효화시키기 때문이다. 그러므로 지능의 엄격함을 통해서가 아니라, 변환시켜주는 박띠의 감정들을 통해 이 사다나에 접근하자. 갸나와 박띠는 자신에게 이끌어주는 두 길이라고 《스리마드 데비 바가바땀》에서 데비는 말한다. 분석과정으로 진보를 방해하지 않도록 하라. 모든 보통 사람에게 존재하는 이 경향들을 떨어뜨리고, 박띠(헌신)를 통해 지능의 장벽들 너머로 자각을 상승시킴으로써 순수한 경험의 영역으로 들어가도록 하라.

땃뜨와 숫디 수련

땃뜨와 숫디는 딴뜨라 사다나의 필수적인 부분이기 때문에 여러 딴뜨라 문헌들에 언급되어 있다. 그렇지만 기술되는 방법들은 종종 매우 추상적이며 때로는 보통 수련자가 성취하는 것이 불가능하기도 하다. **안따르 꿈바까**(antar kumbhaka 들숨 뒤에 숨을 멈추는 것)를 하면서 쁘리트비 땃뜨와에 다섯 **가띠까**(ghatika 두 시간) 동안, 안따르 꿈바까를 하면서 물 땃뜨와에 열 **나디까**(nadika 네 시간) 동안 집중해야 하는 식으로 바로 마지막 땃뜨와까지 여러 시간 동안 명상해야 한다고 문헌들에는 언급되어 있다.

요기가 아닌 사람은 그러한 문헌들에 규정된 수련의 극히 일부도 성취하지 못하리라는 것을 쉽게 알 수 있다. 그러므로 여기서 상술하는 수련은, 그렇게 긴 시간 동안 사다나를 할 수 있는 시간과 원기가 없는 보통 사람들을 위해 특별히 응용된 것이다. 여기서 서술되는 사다나의 출처는 《스리마드 데비 바가바땀》이지만, 기본적인 지침들과 재구성은 스와미 싸띠아난다 사라스와띠에 의해 이루어진 것이다.

행법

1단계: 준비

- 땃뜨와 숫디 수련을 시작하기 전에 뜨라따까나 쁘라나야마 수련을 통해 쁘라띠아하라를 계발할 것을 권한다. 이는 마음을 안정시키고 내면으로 깊이 들어가도록 도와준다.
- 10~15분의 뜨라따까나 쁘라나야마 뒤에 눈을 감는다.
- 편안하고 안정된 앉기 자세, 되도록 싯다아사나나 싯다 요니 아사나 또는 빠드마아사나로 까야 스타이르얌(kaya sthairyam)을 한다.
- 자신의 구루의 모습을 시각화한다. 우리가 수련을 하는 것은 바로 그의 뜻을 통해서이기 때문에 정신적으로 그에게 경의를 바

친다.
- 이제 자각을 물라다라 차끄라로 가져와, 꾼달리니 샥띠가 수슘나 나디를 통해 정수리에 있는 사하스라라 차끄라로 올라가고 있다고 상상한다.
- 그 다음에 날숨과 들숨에 맞춰 만뜨라 **함소**를 명상한다. 날숨이 수슘나를 통해 사하스라라에서 물라다라로 내려갈 때 **함**, 들숨이 수슘나를 통해 물라다라에서 사하스라라로 올라갈 때 **소**. 만뜨라 **함소**와 함께하는 상향·하향 움직임을 내적인 의식, 내적인 영의 움직임으로 느낀다. 각 숨과 함께, 브라흐만(지고한 의식)과 결합하고 있는 자신을 느낀다.

2단계: 땃뜨와 얀뜨라 창조

- 이제 자각을 발가락과 무릎 사이의 영역으로 가져간다. 거기서 쁘리트비 땃뜨와(흙 원소)의 얀뜨라인 빛을 발하는 큰 노란색 사각형의 형태를 시각화한다. 그 황금빛을 본다. 그 고체성과 무게를 느낀다. 사각형을 시각화할 때 속으로 비자 만뜨라 **람**(Lam)을 암송한다.
- 그 다음에 자각을 무릎과 배꼽 사이 영역으로 움직인다. 거기서 양쪽 끝에 활짝 핀 하얀 연꽃이 있는 하얀 초승달을 시각화한다. 그것은 물의 원으로 에워싸여 있다. 이 원은 아빠스 땃뜨와(물 원소)의 얀뜨라이다. 하얀 초승달을 응시하면서 속으로 비자 만뜨라 **밤**(Vam)을 암송한다.
- 이제 자각을 배꼽과 심장 사이의 영역으로 이동시킨다. 거기에서 각각의 바깥쪽에 부뿌라(bhupura)가 있는 불로 된 밝은 붉은

색 역삼각형을 상상한다. 이것은 아그니 땃뜨와(불 원소)의 얀뜨라이다. 그것을 시각화하면서 속으로 비자 만뜨라 **람**(Ram)을 암송한다.

- 다음에는 자각을 심장과 미간 사이의 영역으로 가져간다. 거기서 육각형을 이루고 있는 여섯 개의 회청색 기체 점들을 상상한다. 이것은 바유 땃뜨와(공기 원소)의 얀뜨라이며 뿌연 빛깔을 하고 있다. 회청색 육각형을 시각화하면서 속으로 비자 만뜨라 **얌**(Yam)을 암송한다.
- 그 다음에는 자각을 미간과 정수리 사이의 영역으로 움직인다. 거기서 아까샤 땃뜨와(에테르 원소)의 원형 얀뜨라를 상상한다. 이 원형 안에는 완전한 허공, 슈냐가 있다. 그것은 검은색이며 다채로운 빛깔의 점들로 가득 차 있을 수도 있다. 그 허공 속을 응시하면서 속으로 비자 만뜨라 **함**(Ham)을 암송한다.

3단계: 땃뜨와들의 소멸

- 이 땃뜨와들을 창조한 뒤에 자각을 쁘리트비 얀뜨라로 다시 내린다. 그 형태가 아빠스로, 아빠스가 아그니, 아그니가 바유, 바유가 아까샤로 용해되는 것을 본다.
- 이제 아까샤가 그 원인인 아함까라(에고)로 용해되는 것을 상상한다. 그 다음에 아함까라가 마하뜨 땃뜨와(위대한 원리)로 용해되고, 마하뜨 땃뜨와가 쁘라끄리띠로 용해되며, 쁘라끄리띠가 지고한 자아인 뿌루샤로 용해되는 것을 느낀다.
- 그 다음에 자신을 순수하고 절대적인 최고의 지식으로 여긴다.

4단계: 보다 낮은 성질의 변형

- 이제 자각을 복부 왼쪽으로 내려 거기서 엄지손가락 크기의 작은 사람을 시각화한다. 그를 빠빠 뿌루샤라고 한다. 그의 피부는 석탄처럼 검다. 그는 불같은 눈과 큰 배를 가지고 있으며, 한 손에는 도끼, 다른 손에는 창을 쥐고 있다. 그의 전체적인 모습은 기괴하다.

- 이제 숨과 만뜨라를 통해 이 작은 사람을 변형시킨다.

- 오른쪽 엄지손가락으로 오른쪽 콧구멍을 막고 비자 만뜨라 **얌**을 네 번 암송하면서 왼쪽 콧구멍으로 들이쉰다. 이 작은 사람이 깨끗하고 하얗게 되는 것을 본다. 그의 얼굴과 모습 전체가 변형되고 있다.

- 두 콧구멍을 막고 숨을 멈추면서 비자 만뜨라 **람**(Ram)을 네 번 암송한다. 이 작은 사람이 불타 재가 되는 것을 본다.

- 그 다음에 비자 만뜨라 **밤**(Vam)을 네 번 암송하면서, 오른쪽 콧구멍으로 숨을 내쉬며 재를 내보낸다. 재가 굴러 공이 되면서 물 얀뜨라에 있는 달의 넥타와 섞이는 것을 본다.

- 이제 비자 만뜨라 **람**(Lam)을 암송하면서 복부 왼쪽에 있는 이 작은 공이 황금계란으로 변형되고 있는 것을 본다.

- 비자 만뜨라 **함**을 암송하면서, 황금계란이 점점 커지고 이글거리면서 마침내 온몸을 채우고, 자신이 황금계란 자체가 되는 것을 시각화한다. 마치 자신이 다시 태어난 것처럼 느낀다.

5단계: 땃뜨와들의 재현

- 그 다음에 원소들을 역순으로 재창조하기 시작한다. 황금계란으

로부터 다시 지고한 자아가 되고, 그 다음에 쁘라끄리띠, 그 다음에 마하뜨 땃뜨와, 그 다음에 아함까라가 된다.
- 아함까라로부터 아까샤 얀뜨라가 출현하며, 아까샤로부터 바유, 바유로부터 아그니, 아그니로부터 아빠스, 아빠스로부터 쁘리트비가 출현하는 것을 본다.
- 앞에서 서술한 것처럼, 비자 만뜨라들로 나타내지는 제각각의 위치에 땃뜨와 얀뜨라들을 둔다.

6단계: 꾼달리니의 물라다라로의 귀환
- 모든 원소가 재현되면 수슘나에서 만뜨라 **소함**을 한 번 더 암송하면서 숨과 함께 자각을 물라다라와 사하스라라 사이로 움직인다. 각 숨과 함께 자신이 지바뜨마(개별적인 영혼)를 빠라마드마(우주적인 영혼)로부터 다시 분리시키고 있는 것을 느끼고, 지바뜨마를 그 거처인 심장 부위에 둔다.
- 이제 사하스라라로 상승시킨 꾼달리니 샥띠가, 하강할 때 각 차끄라를 관통하면서 수슘나를 통해 다시 물라다라로 돌아가는 것을 시각화한다.

7단계: 샥띠의 형태
- 그 다음에 자각을 치다까샤로 가져간다.
- 위에 커다랗고 빨간 연꽃이 있는 광활하고 검붉은 대양을 앞에서 본다. 그 연꽃에는 쁘라나 샥띠(생명력)의 형태가 앉아 있다. 그녀의 몸은 떠오르는 태양빛이며 아름다운 장신구들로 장식되어 있다.

- 그녀는 눈이 셋, 팔이 여섯이다. 첫번째 손에는 삼지창, 두번째 손에는 사탕수수로 만든 활, 세번째에는 올가미, 네번째에는 막대기, 다섯번째에는 다섯 개의 화살, 여섯번째에는 피가 똑똑 떨어지는 해골이 들려 있다.
- 그녀의 영광스러운 모습을 계속 응시하면서 "그녀가 우리에게 행복을 주기를"이라고 스스로에게 말한다.

8단계: 바스마 바르기
- 바닥에 앉아 있는 자신을 자각한다. 몸에 대한 완전한 자각을 키운다. 천천히 그리고 깊이 들이쉬면서 눈을 뜬다.
- 명상하고 나서 바스마를 발라야 한다.
- 중지와 약지에 바스마를 묻혀, 손을 왼쪽에서 오른쪽으로 움직여 이마에 천천히 두 선을 그으면서 만뜨라 **옴 흐라움 나마 쉬바야**(Om Hraum Namah Shivaya)를 암송한다(산야신들은 만뜨라 옴 함 사를 암송해야 한다).
- 그 다음에 엄지에 재를 조금 더 묻혀, 오른쪽에서 왼쪽으로 두 선 위에 한 선을 그으면서 같은 만뜨라를 암송한다(바스마는 오전에 바를 때는 약간 축축하고 오후에는 건조해야 한다).
- 그리하여 자신이 정화됨을 느낀다.

16. 땃뜨와 슛디 사다나의 효과

창조의 모든 면에서의 활동적인 에너지 원리인 샥띠는 쉽게 호의를 베푼다고 딴뜨라는 여긴다. 땃뜨와 슛디는 샥띠에 행해지는 딴뜨라 우빠사나이기 때문에 그 결과는 다른 사다나들보다 더 빠르고 더 강력한 것으로 알려졌다. 이 결과는 물질적인 이익과 심령적인 **힘**(싯디)으로 생긴다. 결과가 많은 어려움 없이 올지라도, 올바로 활용하지 않으면 그것은 수행자에게 심각한 불균형을 야기하여 궁극적으로는 영적인 성장의 파괴로 이끌 수 있다. 이것이 바로, 수련은 구루에게 입문을 받은 뒤에만 해야 한다고 샤스뜨라들이 강조하는 까닭이다.

모든 수련의 지속적인 효과는 전적으로 그것이 행해지는 규칙성에 달려 있다는 것을 여기서 언급하는 것도 필요하다. **아비야사**(중단되지 않는 부단한 수련)는 영적인 경험의 전개가 의지하는 필연적인 토대 가운데 하나라고 빠딴잘리의 《요가 수뜨라》에는 언급되어 있다. 그러므로 얼마나 많이 수련하느냐가 아니라 얼마나 규칙적으로 수련하느냐가 매우 중요하다.

딴뜨라 행법들을 통해 우리가 하려는 것은 특정한 방식으로, 그리고 의지의 통제 하에 행동하기 위해 마음·지능·의식을 훈련시키는 것이다. 이를 위해서는 규칙성의 형태로 된 규율을 지키는 것이 중요하다. 각성을 향한 여정에서 다양한 단계들을 통해 여행하고 있는 의식은 자신을 앞으로 밀어붙이기 위해 어떤 여세를 요구한다. 그렇지 않을 경우, 사다나가 중단되면 의식은 어느 때든 거친 자각 속으로 후퇴할 수 있기 때문에 우리가 사다나에 쏟은 모든 노력이 무효가 된다.

딴뜨라에서 우리가 달성하려고 하는 것은 지식의 축적이 아니라 경험이다. 일단 얻어진 지식은 기억 깊은 곳 어딘가에 저장되어 상실될 수 없다. 만일 우리가 어떤 지점에서 중지한 공부를 다시 계속한다면, 멈춘 곳에서부터 시작할 것이다. 그렇지만 내면의 경험은 전혀 다른 규칙들을 따를 것이다. 우리는 사다나가 중단된 지점에서 시작할 수 없다. 처음부터 시작해야 하는 것이다.

그러므로 어떤 사다나를 통해서든 진보하기 위해서는 이미 얻은 것을 생생하게 유지하기 위한 부단하고 중단 없는 노력을 해야 한다. 땃뜨와 슛디 행법은 수행자를 자신 속으로 아주 깊이 데려갈 수 있는 잠재력을 가지고 있지만, 그것을 위해서는 규칙성이 가장 중요하다.

육체적인 효과

땃뜨와 슛디 수련은 육체적·정신적·감정적·심령적·영적인 수준에서 수련자에게 명백해지는 의식에서의 미묘한 변화들에 영향을 준다. 육체적인 수준에서 단식, 그리고 땃뜨와 슛디의 동적인 행법들의 조합은 함께 작용하여 육체 전체를 재구성하고 변형시킨다. 물리적인 원소(땃뜨와)들이 현재 우리의 살·피·뼈의 구조를 구성하기 위해 어떻게 몸 전체에서 반향하는지 우리는 알았다. 그러므로 우리가 땃뜨와들을 재에너지화하고 정화할 때 그 효과는 심장, 간, 신장, 췌장 같은 보다 거친 기관들과 땃뜨와들로부터 생긴 모든 기관들로 자생적으로 전이된다.

몸에 대한 효과는 육체의 건전한 작용을 위해 아주 중요한 신진대사·동화·이화 정도의 변화를 통해 느껴질 수 있다. 이는 건강한 몸과 마음을 창조하는 조직들과 세포들의 갱생과 에너지화로 이끌어준다. 다시 이것은 경쾌함과 유연성의 경험으로 귀결되며 피부는 다시 광택을 얻는다.

바스마를 바르는 것은 온몸과 신경계를 식혀주는 효과가 있다. 그것은 강도 높은 명상 수련으로 생겼을지도 모르는 과도한 열이나 잘못된 음식물과 내부기관들의 기능저하로 발생된 열까지도 없애준다. 바스마는 또한 모든 신체의 상처가 사라지도록 도와주며, 그리하여 피부를 아주 윤기 있게 만들어준다. 《스리마드 데비 바가바땀》에서, "이 상깔빠를 통해 나병, 누공(조직 내에 생긴 대롱 모양의 구멍), 그리고 그 밖의 담(淡) 질환들의 발생을 피할 수 있다."고 말하는 것은 바로 이 때문이다. 하타 요가의 샹카쁘락샬라나 행법을 통해 내부 기관들을 철저히 정화하듯이, 땃뜨와 슛디를 통해 몸과 마음의 에너지 체계의 모든 그물망에 샹카쁘락샬라나의 효과를 일으킬 수 있다. 차끄라들과 수많은 나디들은 에너지의 자유로운 흐름을 저해하는 방해물을 없애주어 에너지의 양이 증가된다. 그 결과 모든 신체작용이 자생적으로 활기를 띠게 된다.

마음에 대한 효과

마음도 신체작용에 영향을 주는 데 있어서 아주 중요한 역할을 한다. 생각은 육체적인 수준에서 질병을 발생시킬 수 있는 힘을 가지고 있는 것으로 알려졌다. 우리는 얼마나 많은 심장병이 근심과 스트레스의 결과인지를 보아왔다. 땃뜨와 숫디에서는 마음과 상상력의 힘을 이용하여 원래의 순수함 속에 있는 육체에 땃뜨와들을 부가하며, 마음의 힘으로 우리는 몸에 있는 미묘한 에너지 장들의 모든 진화·퇴화 과정을 따른다. 결국 마음도 육체에 현현하는 땃뜨와들에 비교할 때 사실상 더 미묘하고 강력한 땃뜨와들로 이루어져 있다. 그러므로 우리는 마음의 더 강한 힘을 이용하여 보다 약한 세력인 몸에 확실하고 긍정적인 효과를 일으킨다.

정신적·감정적인 수준에서 긴장과 선입견적인 관념들은, 고조된 쁘라나 수준과 그 결과로 일어나는 에너지 체계의 조화 때문에 떨어져버린다. 명상 수련 중에 우리는 표면으로 올라올 수 있는 잠재의식적인 마음속의 '사건'에 의해 종종 동요되기도 한다. "이 수련은 악마들과 유령들로부터 구해준다."고 《스리마드 데비 바가바땀》은 말한다. 이런 것들은 모두 몰아내야 할 과거의 억압된 것들이지만, 집중을 동요시키지 않고 어떻게 그것을 할 수 있는가? 땃뜨와 숫디에서는 내면의 영시들에도 불구하고 마음이 평온하게 남아 있다. 이 내적인 균형은 수련 뒤에도 느껴질 수 있다. 그것은 부정적인 외부 영향력들에 의해 동요되지 않는 평형과 평정의 감각이다. 게다가 우리로 하여금 어떤 상황에 반응하게 하는 삼스까라들도 땃뜨와 숫디 사다나를 통해 훨씬 더 빨리 추방된다. 삼스까라가 거기 없다면 어떻게 그것이 동요시키는 영향력을 일으킬 수 있겠는가?

시각화, 땃뜨와 얀뜨라들에의 집중, 만뜨라 영창, 만달라 창조를 통해 삼스까라들은 의식적인 마음으로 여행하는 꿈들, 광경들, 생각들을 통해 내면에서 제거된다. 심령적인 영시들은 대부분의 요가 수련들의 결과이지만, 땃뜨와 숫디에서는 그것들이 더 예리해진다. 이 심령적인 영시들은 미묘한 소리, 냄새, 감촉, 맛, 형태로 경험될 수 있으며, 고조된 내적 자각 때문에 우리는 그것들의 존재에 민감해진다.

심령적인 차원의 경험은 물리적인 차원처럼 실재적이다. 유일한 차이는 거친 자각수준 때문에 그것들이 눈에 띄지 않는다는 것이다. 심령적인 수준에서의 이 정화행위는 우리를 정신적·감정적인 소란으로부터 비교적 자유롭게 해준다. 보다 미묘한 영적 경험들이 현현하기 시작하는 것은 오직 육체적·정신적인 긴장으로부터 자유로워질 때뿐이다.

싯디와 영적인 이득

싯디는 땃뜨와들에의 집중에 의해 달성될 수 있다고 요가 샤스뜨라들은 분명히 말한다. 마음과 쁘라나를 쁘리트비 땃뜨와에 몰입시키면 몸과 마음이 안정되며, 아빠스 땃뜨와에 몰입시키면 고통이 소멸되고, 아그니 땃뜨와에 몰입시키면 죽음에 대한 두려움이 근절되며, 바유 땃뜨와에 몰입시키면 날 수 있게 되고, 아까샤 땃뜨와에 몰입시키면 해탈의 길이 닦인다고 《게란다 상히따 Gheranda Samhita》에서는 말한다. 이 외에도 땃뜨와들의 각성은 투시, 투청, 텔레파시, 직관 같은 보다 높은 능력들을 계발시켜준다.

쁘리트비 땃뜨와는 병을 치료하도록 도와주며 몸을 가볍고 미묘하게 만든다. 사실 공중부양은 이 원소를 장악함으로써 일어날 수도 있다. 아빠스 땃뜨와는 쁘라나 바유의 흐름을 균등히 분배하며, 활성화되면 그것은 아스트랄 여행을 가능하게 해준다. 아그니 땃뜨와는 거친 금속들을 금으로 변형시킬 수 있는 능력과 다른 사람의 육체로 들어갈 수 있는 능력을 일으킨다. 바유 땃뜨와의 각성은 과거, 현재, 미래에 대한 지식을 가져다주며, 아스트랄계의 존재들과 접촉할 수 있게 해주고, 심령적인 치유 능력을 준다. 아까샤 땃뜨와는 심령적인 투사를 가능하게 해주며, 형이상학적인 진리들을 드러내준다. 그렇지만 우리가 땃뜨와들을 활성화시키려 하는 목적은 이런 힘들의 획득이 아니라 보다 높은 영적 경험이다.

영적 경험의 측면에서 이 행법은 전 우주에 스며드는 미묘한 세력들에 대한 고조된 자각으로 이끌어준다. 거친 객관적 경험의 원인이었던 같은 정신적 주파수들은 온 우주에 있는 보다 미세한 진동들에 맞추기 위해 상승되며, 그래서 우리는 안과 밖에서 모두 통일성을 경험하기 시작한다. 이는 우리가 보다 큰 명료함과 직관으로 이 세력들에 반응하기 시작한다는 사실에 기인하며, 그리하여 그것들로부터 얻어질 수 있는 지식은 의식적인 마음으로 자생적으로 이양된다. 이 효과들은 수련의 자연스러운 결과로 일어나므로, 내면의 능력들이 우리에게 무엇을 말하려 하는가를 이해하기 위해 아주 열심히 애쓸 필요는 없다. 우리는 자연스럽게 직관적이 되며 지복의 느낌이 모든 수준에서 느껴진다.

땃뜨와들에 대한 지식은 최고의 냉철함을 일으킨다고 딴뜨라 경전들은 또한 말한다. 바이라갸(냉철함)의 특질은 모든 물질이 덧없으며 인간의 모습은 에너지의 원자들·분자들·입자들의 혼합물일 뿐이라는 것에 대한 깨달음의 결과로 발전한다. 이 지식은 무집착의 느낌을 깨우쳐주는데, 사물들과 사람들이 에너지의 혼합물이라는 것을 깨달으면, 그것들에 대한 집착과 열정을 느끼는 것이 불가능하기 때문이다. 이 무집착은 바이라갸 씨앗을 위한 토양이다.

위의 모든 규칙들은 장기간 동안 이 사다나를 한 진지한 사다까들에 의해 이루어진 개인적인 경험들과 실험들에 근거하고 있다. 땃뜨와 슛디 행법이 특히 서양에 있는 대부분의 요가 수련자들과 사다까들에게는 다소 숨겨져 왔기 때문에 우리는 과학적인 실험을 통해 위의 주장들을 아직 실증하지 못했다. 그럼에도 불구하고 명상, 만뜨라, 얀뜨라, 만달라, 단식 등에 대한 최근의 연구는 이 행법의 효능을 증명하기에 충분하다.

17. 구루

"오직 구루의 입을 통해 주어지는 지식만이 강력하고 유용하며, 그렇지 않으면 그것은 결실이 없고 약하며 아주 고통스럽다."고 《쉬바 상히따Shiva Samhita》(3:11)에서는 말한다. 모든 고대 경전들은 영적인 사다나, 특히 보다 높은 밀교적 수행을 위해서는 구루가 필수불가결하다고 말한다. 모든 관점에서 볼 때 이는 논리적인 주장이다. 모든 기능 또는 과학에 대한 지식을 얻기 위해서는 선생의 안내가 필요하다. 그런데 영적인 과학을 위해서는 안내자의 필요성을 왜 의심하는가?

구루는 어둠, 즉 무지를 몰아내고 각성을 가져다주는 사람이다. 그러므로 구루는 단순한 선생 이상이다. 선생은 지능을 만족시키고 자극하기 위해 학문적인 지식을 줄 수 있지만 구루는 깊은 경험을 통해 직관적인 지식을 준다. 그는 그 자신의 사다나와 엄격한 수련으로 참된 자아를 깨달은 사람이다. 그는 우리가 비틀거리며 걷고 있는 같은 길을 여행했으므로 제자들에게 엄습할 수 있는 함정들과 위험들을 알고 있다.

　길은 칼날처럼 위험천만하고 좁으며, 횡단해본 소수만이 그 길을 알고 있다. 우리는 최종목적지를 확신하지도 못한다. 그런데 어떻게 길을 아는 척할 수 있겠는가? 그렇지만 구루는 거기에 가보았으며, 그가 우리에게 길을 보여주기 위해 돌아온 것은 사다까로서 우리가 겸허히 인정해야 할 그의 은총의 일부이다. 신성한 힘들은 그에게서 펼쳐져 미지의 영의 미스터리들을 드러냈다. 그는 숨겨진 실재를 스스로 발견했을 뿐만 아니라 그 경험을 남들에게 전송하여 같은 길에 있는 이들을 고취시켜줄 수도 있다. 사실 그러한 구루는 이 목적을 위해, 즉 남들에게 영적인 지식에 대한 갈망을 각성시키기 위해 산다.

　아득한 옛날부터 구루들의 전통을 지지해온 인도에서 구루는 신성의 화신으로 여겨진다. 구루는 그 영적인 성취를 통해 우리 중에서 신에게 가장 가까운 사람이라고 인도인들은 믿고 있다. 신이 존재한다면 그것은 좋다. 하지만 그를 본 사람이 있는가? 구루는 우리가 목격한 유일한 신성의 현현이다. 그러므로 안내자이자 은사로 겸허하게 인정한다. 가장 위대한 지식인들, 사상가들, 철학자들이 진리에 대한 경험을 가진 구루 앞에 머리를 숙였으니, 학문적인 지식은 경험 앞에서 아무것도 아니기 때문이다.

　이른바 문명화된 사회의 성인들로서 우리는 지능의 지상권(至上權)에 경배하며, 설사 더 정확한 지식의 원천이 있다 할지라도 그것을 무시한다. 어린 시절부터 훈련받은 방식이기 때문에 그것은 우리의 잘못이 아니다. 하지만 영적인 삶에서는 신앙, 사랑, 헌신이라는 훌륭한 감정들을 통해 지능을 초월하고 피해야 한다. 영적인 경험은 지능 너머에 있으며 논리적이고 이성적인 행동 규약들을 따르지 않기 때문에, 영적인 삶에서 진보하기 위해서는 모든 것을 잊어야 한다. 이것이 바로 논리적인 지능의 요구에 매이지 않은 어린아이처럼 천진해져야 한다고 우리가 종종 듣는 까닭이다.

모든 영적 사다나의 기초는 사다까의 개인적인 진화이다. 문화적·사회적·인종적·정치적으로 우리는 모두 같을 수 있다. 심지어 종교의 관점에서도 같을 수 있지만, 영적 진화의 측면에서는 두 사람이 같은 지점에 있을 수 없다. 우리가 사다리의 어느 단에 있는지 누가 알 수 있겠는가? 우리의 영적 사다나는 우리가 서 있는 지점에서부터 시작되어야 한다. 수행자의 까르마와 개인적인 진화를 살핌으로써 이것을 판단하여 그에 근거한 사다나를 줄 수 있는 것은 바로 구루뿐이다. 진보는 수련하는 사다나의 적합성과 효능에 달려 있기 때문에 이 통찰력은 매우 중요하다.

종종 사람들은 명상을 할 수 없다고 불평하기도 한다. 그렇지만 몸과 마음을 진화시키기 위해 예비 훈련들을 충족시키지 않으면 명상이 가능하지 않다는 것을 그들은 이해하지 못했다. 몸은 10분 이상 안정을 유지할 수 없으며 마음은 하나의 생각에서 다음 생각으로 계속 흔들리고 있다. 그렇다면 어떻게 명상이 가능할 수 있겠는가? 잘못은 명상의 행법이 아니라 우리가 '둥근 곳에 네모난 쐐기를 박으려' 하는 것에 있다.

때때로 수행자는 전생에 한 사다나를 통해 이미 진보했을 수도 있지만, 올이 성긴 실들을 골라내기 위해서는 달인의 손이 필요하다. 영적인 삶에서 우리가 사용하고 있는 힘은 우리를 창조한 같은 힘, 의식의 힘이다. 이것은 의심의 여지없이 전문가의 기술을 요구하는 미묘한 문제로 구루는 이것을 해결할 수 있는 기술을 가지고 있다. 영적인 사다나는 결코 사다까의 개인적인 변덕에 따라 선택될 수 없다. 어떤 사다나가 수행자에게 가장 좋은지를 판단할 수 있는 것은 권위, 통찰력, 경험을 가지고 있는 구루뿐이다.

우리는 릴라(인생의 게임)에서 모두 아마추어이다. 그럼에도 불구하고 우리는 가장 멋진 창조물을 만들어낼 수 있다고 생각한다. 게다가 영적인 사다나의 길은 과거 경험들의 모든 골격이 머물고 있는 마음의 가장 깊은 층들을 통한다. 구루의 방심하지 않는 안내 아래 이루어지지 않는다면 그것들과의 만남은 우리의 평형에 위험이 될 수 있다.

우리를 사다나로 입문시키고 모든 어려움에도 불구하고 길에 남아 있을 수 있도록 고취시켜주는 것은 바로 구루이다. 입문은 모든 사다나를 시작하기 전의 중요한 요소이다. 구루의 입문은 힘으로 충전되어 있고, 영적 수련의 의무를 이행함으로써 사다나의 공덕을 받기 위한 적합한 분위기와 정신적인 평형을 창조한다. 구루에게서 입문을 받지 않으면 사다나는 바라던 결과를 가져올 수 없다고 딴뜨라 샤스뜨라들은 말한다.

구루에 의해 주어지는 사다나는, 기대 없이 수련한다면 제자의 에고를 없애고 까르마를 제거하도록 도와준다. 공덕을 기대하지 않고 구루의 안내를 받아들인다는 것은 에고의 정복을 의미한다. 그렇지만 구루가 우리를 지도해줄 때 우리에게 동기를 부여하는 것은 우리의 욕망이 아니라 그의 명이다. 욕망이 없으면 기대와 미혹이 없으며, 이 미묘한 과정을 통해 제자는 진보한다.

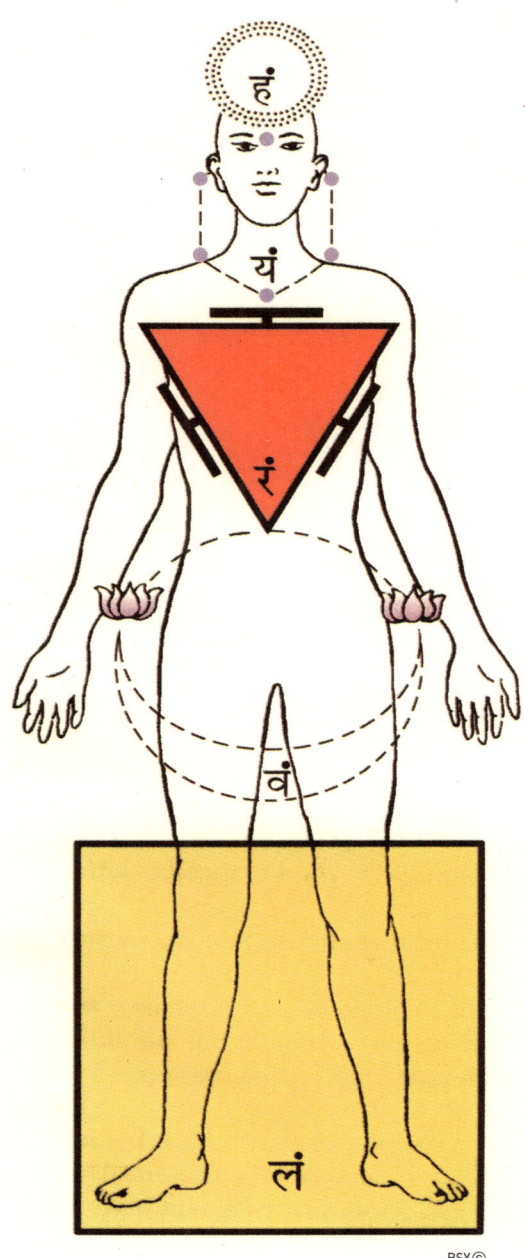

용어해설

가띠까(Ghatika): 24분의 시간
가우리(Gauri): 쉬바의 배우자 이름; 에너지의 각성 또는 상승을 지칭하기 위해 사용되는 샥띠의 별명
간다 딴마뜨라(Gandha tanmatra): 냄새의 미묘한 원리 또는 정수
갸넨드리야(Jnanendriya): 지식의 감각기관으로 다섯 가지임; 귀, 눈, 코, 혀, 피부
구나(Guna): 마야의 특질로 세 가지임; 따마스, 라자스, 삿뜨와 참고
구루(Guru): 자신의 아뜨마의 빛으로 제자의 마음에서 어둠, 무지, 환영을 몰아낼 수 있는 영적으로 깨달은 영혼
까끼니(Kakini): 아나하따 차끄라에 있는 다뚜의 샥띠; 암사 루뻬니의 하나
까라나 샤리라(Karana sharira): 원인적인 몸
까라 니야사(Kara nyasa): 만뜨라를 통한 손의 부분의 신성화
까르마(Karma): 행위; 인과의 법칙. 딴뜨라에서는 사람의 운명의 총합을 가리킨다.
까르멘드리야(Karmendriya): 행위기관으로 다섯 가지임; 손, 발, 성대/혀, 배설기관, 생식기관

까알라(Kaala): 깐추까의 하나; 시간과 공간 속에서 개별적인 의식과 몸의 창조적인 힘을 구속하는 샥띠의 제한시키는 면

까야 스타이르얌(Kaya sthairyam): 몸의 안정; 명상 이전의 수련

까울라 마르가(Kaula marga): 입문이 꿀라(가족) 안에서 일어나 엄마에게서 아들에게 전해지는 딴뜨라에 의해 고안된 길

까울라차라(Kaulachara): 까울라 마르가 딴뜨라의 교의 수련자

깐추까(Kanchuka): 의식을 제한 또는 구속시키는, 눈에 보이지 않는 샥띠의 '망토' 또는 마야

깔라아(Kalaa): 깐추까의 하나; 개별적인 의식과 몸의 창조력을 구속하는 샥띠의 제한시키는 면

깔리(Kali): 시간, 공간, 대상의 파괴자인 뿌르나 샥띠의 면, 즉 무지

꼬샤(Kosha): 에워싸는 몸, 안나마야 · 쁘라나마야 · 마노마야 · 위갸나마야 · 아난다마야 꼬샤 참고

꾼달리니(Kundalini): 종종 뱀의 힘으로 일컬어지기도 함. 대부분의 사람들에게서 물라다라 안에 잠복되어 있는 사람의 영적 에너지 · 역량 · 의식

꾼달리니 요가(Kundalini yoga): 잠재적인 에너지와 고유한 의식의 각성에 대해 설명하는 철학

꿀라(Kula): 유산, 계통

끄리쉬나(Krishna): 우주의 지탱자인 비쉬누의 여덟 번째 화신. 바가바드 기따의 주요 인물

끄리야 요가(Kriya yoga): 꾼달리니 요가의 실질적인 면. 숨겨진 잠재적 창조력과 의식을 각성시키기 위한 스무 가지 행법 체계

끼르딴(Kirtan): 만뜨라로 이루어진 헌신의 노래

나다(Nada): 미묘한 소리 진동; 내면의 소리

나디(Nadi): 강, 흐름, 미묘한 몸에서의 샥띠 또는 에너지의 쁘라나 흐름

나디까(Nadika): 가띠까와 같음

나따라자(Nataraja): 문자적으로 '춤의 왕'을 뜻함; 쉬바의 별명

나라야니(Narayani): 나라야나(우주의 지탱자)의 샥띠 또는 여성적인 면

나우무키 무드라(Naumukhi mudra): 손가락들로 얼굴의 구멍들을 가리고 회음/자궁경부와 비뇨기 근육을 수축시킴으로써 몸의 '아홉 대문'을 닫는 육체·정신·심령적인 자세

니야사(Nyasa): 만뜨라 사용과 외적인 예배로 몸을 신성화시키는 행위

다끼니(Dakini): 물라다라에 있는 다뚜의 샥띠, 암사 루뻬니의 하나

다뚜(Dhatu): 몸의 광물질; 모두 일곱 가지가 있음. 삽따 다뚜 참고

다라나(Dharana): 집중 행법. 마음이 예리해져 집중되는 단계

다르샨(Darshan): '보다'; 신성한 힘에 대한 내면의 영시와 그 은총을 갖다.

닥쉬나 마르가(Dakshina marga): 삿뜨윅한 성질의 수행자에게 적합한, 만뜨라에 의해 고안된 길들 중 하나. 어원학적으로는 '우도(右道)'를 뜻한다.

데바(Deva): 문자적으로 '각성된 이'를 뜻함; 보다 높은 세력 또는 힘

데바 슛디(Deva shuddhi): 심령적인 몸(위갸나마야 꼬샤)의 정화

데비(Devi): 신성한 세력, 샥띠의 현현

두르가(Durga): 뿌르나 샥띠; 무서운 면을 하고 있는 샥띠의 인격화

드웨샤(Dwesha): 혐오, 싫어함

디아나(Dhyana): 명상; 명상자와 명상 대상이 서로 가까워지는 마음의 내면화와 집중 단계

따마스(Tamas): 자연의 첫 번째 특질인 비활성

따모구나(Tamoguna): 비활성, 둔함의 특질

따뽀 로까(Tapo loka): 해탈된 영혼의 수준

딴다바 느리띠야(Tandava Nritya): 창조에 선행하는 주 쉬바의 춤으로, 이것을 본따 그는 나따라자로 불린다.

딴뜨라(Tantra): 사람에 대한 가장 오래된 과학이자 철학; 마음의 팽창, 그리고 물질로부터의 에너지와 의식의 해탈 과정

딴뜨릭(Tantric): 딴뜨라 수행자

딴마뜨라(Tanmatra): 간다(냄새), 라사(맛), 루빠(장면 또는 형태), 스빠르샤(감촉), 샵다(소리)의 미묘하거나 으뜸가는 정수로, 이로부터 팟뜨와들이 생성된다.

땃뜨와(Tattwa): 필수적인 원소 또는 원리, '그것임(Thatness)'
땃뜨와 갸나(Tattwa jnana): 원소들에 대한 지식과 경험
땃뜨와 삼바라(Tattwa Sambara): 64가지 딴뜨라 가운데 하나
뚜리야(Turiya): 네번째 의식상태, 초의식 상태, 비현재적인 순수한 의식상태
뜨라따까(Trataka): 눈을 깜박이지 않고 대상을 꾸준히 응시하는 것을 수반하는 하타 요가의 샤뜨까르마(여섯 가지 행법) 가운데 하나
뜨리구나(Triguna): 세 가지 구나, 즉 따마스, 라자스, 삿뜨와
뜨리얌바께(Triyambake): '세 눈 가진 이', 뜨리얌바깜 또는 쉬바의 동적인 면

라가(Raga): 집착; 빠딴잘리에 따른 다섯 가지 괴로움 중의 하나. 딴뜨라에 따르면, 개인의 역량을 구속하거나 욕망과 의지력을 제한하는 깐추까 중의 하나이기도 하다.
라끼니(Lakini): 마니뿌라 차끄라에 있는 다뚜의 샥띠; 암사 루삐니의 하나
라끼니(Rakini): 스와디스타나 차끄라에 있는 다뚜의 샥띠; 암사 루삐니의 하나
라따 사다나(Lata sadhana): 성인 여성이 참가자로 포함되는 딴뜨라 사다나
라사 딴마뜨라(Rasa tanmatra): 맛의 미묘한 원리 또는 정수
라우드리(Raudri): 루드라의 배우자, 동적인 원리
라자스(Rajas): 세력, 움직임, 마음의 요동 상태를 나타내는 마야의 두번째 특질
라자 요가(Raja yoga): 정신적인 안정으로 시작되어 최고의 사마디 상태로 나아가는, 빠딴잘리에 의해 정형화된 요가의 여덟 가지 길. 아쉬땅가 요가로 알려져 있음
라조구나(Rajoguna): 역동성의 특질, 요동
락샤사(Rakshasa): 악마, 부정적인 세력 또는 힘
락쉬미(Lakshmi): 뿌르나 샥띠의 면; 비쉬누의 배우자인 부의 여신
로까(Loka): 존재의 영역
루드라(Rudra): 리그 베다에 있는 쉬바의 이름으로, 아주 높은 의식상태를 가리킴
루빠(Roopa): 형태, 장면

루빠 딴마뜨라(Roopa tanmatra): 시각의 미묘한 원리 또는 정수, 형태
리쉬야디 니야사(Rishyadi nyasa): 의식을 쁘라띠아하라, 다라나, 디아나 단계들을 통해 추진시켜 리쉬들과 유사한 힘들로 이끌기 위해 현교적·밀교적인 상징들을 이용하는 완전한 의식
릴라(Lila): 의식과 에너지의 우주적 게임
링감(Lingam): 자연스럽게 계란모양으로 된 돌; 미묘한 몸들을 나타낸다. 쉬바 링감은 아뜨마의 상징이기 때문에 특히 숭배 받는다.

마나스(Manas): 상깔빠/비깔빠(생각/역생각)를 창조하는 안따 까라나의 길
마나스 샥띠(Manas shakti): 칫따 샥띠와 같음
마노마야 꼬샤(Manomaya kosha): 마음과 생각으로 이루어진 몸 또는 덮개
마니뿌라 차끄라(Manipura chakra): 태양 신경총과 연관된, 척주를 따라 있는 세번째 쁘라나/심령 중추
마르가(Marga): 길
마야(Maya): 샥띠에 고유한 환영의 세력, 현상세계의 원인
마이투나(Maithuna): 문자적으로 '두 극성의 합일'을 뜻함; 일반적인 말로는 성교로 알려져 있음. 딴뜨라에서는 영적 수련으로 이용된다.
마하니르바나 딴뜨라(Mahanirvana tantra): 재가자들을 위한 까울라 마르가 딴뜨라 행법들을 설명하는 64가지 딴뜨라 가운데 하나
마하뜨(Mahat): 붓디. 아갸 차끄라를 통해 작용하는, 개인 안에 있는 보다 높은 의식
마하 로까(Maha loka): 성자들과 싯다들의 수준
마하쁘라나(Mahaprana): 위대한 샥띠; 우주적 에너지
마헤쉬와라(Maheshwara): '위대한 주', 쉬바의 별명
마헤쉬와리(Maheshwari): 마헤쉬와라의 여성 짝 또는 샥띠
만달라(Mandala): 우주적인 힘을 불러일으키는 원주 안에 있는 특별한 도해
만뜨라(Mantra): 물질의 에너지와 의식을 해탈시킬 수 있는 특별하고 미묘한 소리 진동
모우나(Mouna): 침묵의 맹세

목샤(Moksha): 생사윤회로부터의 해탈

무드라(Mudra): 우주적인 에너지를 일정한 곳으로 보내는 마음과 몸의 육체적·정신적·심령적인 자세

물라다라 차끄라(Mooladhara chakra): 인간의 진화에서 가장 낮은 심령·쁘라나 중추

물라 쁘라끄리띠(Moola prakriti): 우주적·창조적·동적인 세력의 뿌리

바르나(Varna): 색

바마 마르가(Vama marga): 문자적으로 '좌도(左道)'를 뜻함. 아내가 수련에 참여하여 구루로 여겨지는, 딴뜨라에 의해 고안된 길. 맘사(mamsa), 맛스야(matsya), 마디아(madhya), 무드라, 마이투나의 빤차마까라(pancha-makara) 사다나가 포함됨

바마차라(Vamachara): 바마 마르가 딴뜨라의 교의를 수련하는 사람

바바(Bhava): 강렬한 내면의 태도

바사나(Vasana): 깊이 뿌리박힌 욕망

바스마(Bhasma): 정화된 정수 또는 재

바유(Vayu): 공기, 쁘라나 바유 참고

바유 땃뜨와(Vayu tattwa): 공기 원소

바이라갸(Vairagya): 최고의 냉철함, 무집착, 세상의 소란스러운 사건들 속에서 내적으로 평온하고 평정한 상태

바이라바(Bhairava): 현세적인 의식 너머에 있는 상태를 의미하는 주 쉬바의 별명

바이라비(Bhairavi): 바이라바의 여성 짝. 이들은 함께 이원성을 넘어선 사람들을 가리킨다.

박띠(Bhakti): 강렬한 내면의 헌신 또는 사랑

반다(Bandha): 몸에서의 심령적인 에너지 흐름을 재유도하는 심리근육적인 에너지 잠금

베다(Veda): 인도의 현자들과 성자들에게 계시되어 기록된 가장 오래된 문서로, 온 우주에 대한 지식을 표현하고 있음; 상히따(Samhita)·브라흐

마나(Brahmana)·아란야까(Aranyaka)·우빠니샤드 등 네 가지로 나누어진다.

베다차라(Vedachara): 베다의 훈령에 따라 수련을 하는 딴뜨라에 의해 고안된 길

베단따(Vedanta): 문자적으로 베다(지식), 즉 자아각성의 절정을 뜻함. 힌두교도들의 일원론 철학

베단띤(Vedantin): 베단따를 믿고 수련하는 사람

부따(Bhuta): 원소, 땃뜨와. 빤차땃뜨와 참고

부따 슛디(Bhuta shuddhi): 땃뜨와 슛디와 같음; 다섯 가지 원소의 정화

부 로까(Bhu loka): 현세적인 존재수준

부바르 로까(Bhuvar loka): 천상과 지구의 중간 영역

부뿌라(Bhupura): 입구로서 작용하는 얀뜨라의 외적인 보호력

붓디(Buddhi): 지능, 창조적인 지성; 안따 까라나의 기능 가운데 하나

브라흐마 갸나(Brahma jnana): 순수의식인 브라흐마에 대한 경험과 지식

브라흐마무후르따(Brahmamuhurta): 하루 중 샷뜨윅한 시간인 새벽 4~6시로 요가 사다나에 가장 적합하다.

브라흐만(Brahman): 어원학적으로 '늘 확장하는 한계 없는 의식'. 절대적인 실재; 베단따의 일원론적인 개념

비깔빠(Vikalpa): 상상, 역생각

비드야 땃뜨와(Vidya tattwa): 다양성을 창조하는, 소우주의 제약되지 않은 순수한 원소들과 제약된 원소들. 마야와 깐추까 참고

비빠르야야(Viparyaya): 그릇된 지식, 잘못된 개념

비슛디 차끄라(Vishuddhi chakra): 목 신경총에 해당하는 목 중앙에 있는 다섯번째 심령/쁘라나 에너지 중추

비야끄따(Vyakta): 현재(顯在)적인

비아나(Vyana): 온몸에 스며드는 쁘라나 공기 흐름

비자 만뜨라(Bija mantra): 씨앗 만뜨라; 기본적인 만뜨라; 초월적인 의식에 근원을 가지고 있는 진동

빈두(Bindu): 머리 뒤 꼭대기 부분. 온 우주의 토대인 한 점 또는 물방울; 전

체적인 창조의 자리. 딴뜨라에서는 정액방울을 가리키기도 한다.

빠드마아사나(Padmasana): 오른발을 왼쪽 넓적다리 위, 왼발을 오른쪽 넓적다리 위에 놓고 앉는 기본적인 명상자세

빠딴잘리(Patanjali): 요가 철학과 아쉬땅가 요가를 제의한 사람; 요가 수뜨라의 저자

빠라(Para): 가장 위대한, 지고한, 초월적인

빠라 사다나(Para sadhana): 최고 형태의 사다나

빠라 샥띠(Para shakti): 위대한 우주적 동적 원리

빠람땃뜨와(Paramtattwa): 가장 위대하며 첫 번째 원소

빠르바띠(Parvati): 쉬바의 배우자인 샥띠의 동적인 원리

빠리나마(Parinama): 변화, 성장, 진화

빤차땃뜨와(Panchatattwa): 에테르, 공기, 불, 물, 흙의 다섯 원소. 아까샤, 바유, 아그니, 아빠스, 쁘리트비 땃뜨와 참고

빤차마하부따(Panchamahabhuta): 빤차땃뜨와와 같음; 다섯 가지 원소

빤차바유(Panchavayu): 다섯 가지 쁘라나 공기 흐름; 쁘라나, 아빠나, 사마나, 우다나, 비아나 바유 참고

빤초쁘차라(Panchopchara): 현교적인 의례와 공양에 의해 하나의 원소를 또 다른 것으로 확산시키는 것; 리쉬야디 니야사의 부분

빤치까라(Panchikara): 미묘한 원소들을 거친 원소들로 전환시키는 과정

뿌라나(Purana): 창조, 재창조, 현자들과 통치자들의 계통을 설명하는 전설적인 이야기로 모두 18권

뿌루샤(Purusha): 순수한 의식, 남성 원리

뿌루샤르타(Purushartha): 개별적인 의식의 목적으로, 까마(kama)·아르타(artha)·다르마(dharma)·목샤(moksha)의 네 가지임

뿌르나 샥띠(Poorna shakti): 깔리, 두르가, 락쉬미, 사라스와띠, 빠르바띠의 형태로 된 샥띠의 완전한 현현; 꾼달리니의 충분한 잠재력

뿌자(Pooja): 외적인 예배

뿌자리(Poojari): 특히 사원에서의 예배자

쁘라갸(Prajna): 대우주와 소우주 모두에 존재하면서 창조물 전체에 스며들

어 생명과 창조를 지탱하는 활력 에너지 세력

쁘라갸 쁘라티스타(Prajna prathistha): 만달라(신의 형태)나 몸으로 우주적인 힘을 불러일으킴

쁘라끄리띠(Prakriti): 자연; 현재(顯在)적인 창조물

쁘라나 바유(Prana vayu): 쁘라나 공기 흐름; 모든 바유의 일반적인 이름. 또한 상향적인 움직임을 가지고 있는 가슴 영역에서의 바유의 특별한 작용

쁘라나 샥띠(Prana shakti): 광범위한 의미를 가지고 있음. 우주적인 에너지 세력인 꾼달리니, 그리고 몸에서의 에너지의 다양한 현현을 가리킴

쁘라나야마(Pranayama): 쁘라나의 역량 증가와 호흡정지로 이끌어주는 숨과 쁘라나 제어 행법

쁘라사드(Prasad): 신이나 구루 또는 성자에 의해 주어지는 은총으로 보통은 음식

쁘랄라야(Pralaya): 창조물의 소멸

쁘리트비 땃뜨와(Prithvi tattwa): 흙 원소

삔다(Pinda): 새장, 육체

삥갈라 나디(Pingala nadi): 쁘라나 샥띠를 인도하며, 몸의 오른쪽에 있는 주 나디. 존재의 현세적인 영역과 의식적인 경험들과도 연관됨. 하타 요가의 '타'는 태양의 세력을 나타낸다.

사끄쉬(Sakshi): 고요한 목격자로서의 개별적인 의식의 면

사끼니(Sakini): 비슛디 차끄라에 있는 다뚜의 샥띠로, 암사 루삐니의 하나

사다까(Sadhaka): 영적인 수행자. 어떤 형태의 사다나를 수련함으로써 자아 각성을 위한 영적인 길에서 분투하고 있는 사람

사다나(Sadhana): 자아, 참된 실재, 우주의식의 경험과 각성을 달성하기 위해 규칙적으로 행해지는 영적 수련

사띠아 로까(Satya loka): 진리와 실재의 수준

사라스와띠(Saraswati): 뿌르나 샥띠의 면; 예술과 웅변의 지식과 지식의 수여자. 브라흐마의 창조력

사마나 바유(Samana vayu): 몸의 중간 영역의 쁘라나 공기 흐름; 동화작용

을 용이하게 해줌

사마디(Samadhi): 명상의 최종 단계인 초의식 상태; 명상 과정에서의 대상과 명상의 통일

사하스라라 차끄라(Sahasrara chakra): 머리 꼭대기에서 현현하는 천 잎 연꽃 또는 차끄라. 최고의 심령중추. 자신 아래의 모든 차끄라를 내포하고 있는 심령적·영적 영역들 사이의 경계

삼스까라(Samskara): 미묘한 몸과 잠재의식적인 마음에 원형으로 저장된 잠재된 인상

삼야마(Samyama): 부단한 수련을 통해 자생적으로 발생하는 집중, 명상, 사마디의 세 가지 과정

삽따 다뚜(Sapta dhatu): 몸의 일곱 가지 광물질, 즉 뼈, 지방, 살, 피, 피부, 골수, 정자/난자

삿뜨와(Sattwa): 안정되고 순수하며 흔들림 없는 자연과 마음의 세번째 특질

삿뜨와 구나(Sattwa guna): 자연과 마음의 순수하고 균형 잡힌 상태를 나타내는 쁘라끄리띠의 세 가지 특질 가운데 하나

상깔빠(Sankalpa): 영적인 결심이나 의지력 또는 생각

상키야(Samkhya): 외부적인 힘 또는 신에 대한 언급 없이 서로 다른 영적인 경험의 단계들을 분류하는 인도의 고대 과학철학

샤뜨까르마(Shatkarma): 하타 요가의 여섯 가지 정화 행법

샤스뜨라(Shastra): 어떤 주제, 특히 과학과 종교에 관한 권위적인 논문

샥띠(Shakti): 의식의 동적인 원리, 활력 에너지 세력

샨무키 무드라(Shanmukhi mudra): 손가락으로 얼굴의 구멍들을 막는 특정한 무드라

샴바비(Shambhavi): 마음의 집중을 나타내는 샴부(Shambu)의 여성 짝

샴부(Shambu): 문자적으로 '평화에서 태어난'을 뜻함; 쉬바의 한 이름

샵다(Shabda): 소리

샹카쁘락샬라나(Shankhaprakshalana): 소금물을 마시고 신체를 통해 보냄으로써 전체 소화관을 청소하는 하타 요가의 다우띠 까르마(dhauti karma)의 한 행법

수리아 스와라(Surya swara): 오른쪽 콧구멍에서만의 숨의 흐름
수슙띠(Sushupti): 마음의 무의식적인 영역과 상태; 깊은 수면
숙쉬마(Sukshma): 미묘한
숙쉬마 사다나(Sukshma sadhana): 미묘한 몸과 원소들에 직접 영향을 주는 영적 수련
숙쉬마 샤리라(Sukshma sharira): 잠재의식적인 마음과 연관된 미묘한 몸 또는 아스트랄체
쉬라반(Shravan): 7월 중순에서 8월 중순까지의 음력 5월
쉬바(Shiva): 순수의식을 암시하는 만뜨라. 요기들에 의해 불러일으켜지는 지고한 실재. 우주적인 의식상태를 나타내는 신의 이름
쉬바 땃뜨와(Shiva tattwa): 제약되지 않고 순수하며 통일된 대우주의 원소들
슛디(Shuddhi): 정화
스리마드 데비 바가바땀 뿌라나(Srimad Devi Bhagavatam Purana): 데비의 영광을 찬양하고 샥띠에 대한 예배 행법들을 수록하고 있는 열여덟 가지 뿌라나 가운데 하나
스리 오로빈도(Sri Aurobindo): 20세기 초, 남인도 뽄디체리(Pondi Cherry)에서 주석한 세계적으로 유명한 마하요기
스빠르샤 딴마뜨라(Sparsha tanmatra): 감촉 또는 느낌의 미묘한 원리 또는 정수
스와르(Swar): 천상의 신성한 존재 수준
스와쁘나(Swapna): 꿈 상태, 잠재의식적인 마음
스툴라 샤리라(Sthoola sharira): 의식적인 마음과 연관된 거친 몸
스티띠(Sthiti): 원소들을 정제시키거나 정화시킴으로써 성취되는 집중을 통해 생기는 각성
싯다(Siddha): 달인, 완성된 사람; 마음과 몸의 심령·쁘라나 역량을 계발한 사람
싯다아사나(Siddhasana): 왼발뒤꿈치로 회음을 누르고, 오른발가락들을 왼다리 종아리근육과 넓적다리 사이에 두며, 오른발뒤꿈치를 성기 위에 두는 앉기 자세; 기본적인 명상자세

싯다 요니 아사나(Siddha yoni asana): 여성이 수련하는 싯다아사나와 같은 자세; 왼발뒤꿈치로 질을 누르고, 오른발가락을 왼다리 종아리근육과 넓적다리 사이에 둠

싯디(Siddhi): 완성; 활성화된 쁘라나・심령의 역량과 힘

아그니 땃뜨와(Agni tattwa): 불 원소

아까샤 땃뜨와(Akasha tattwa): 에테르 원소

아난다마야 꼬샤(Anandamaya kosha): 지복과 초정신적인 의식의 덮개 또는 몸

아누(Anu): 원자를 가리키는 요기들의 말. 아누들이 결합해서 물질 입자들을 구성함

아디나타(Adinatha): '첫번째 주(主)', 요기들의 나타(natha) 종파에 의해 주 쉬바에게 부여된 이름. 나타 요기들의 첫 구루이자 일체의 태초 구루. 우주적인 의식

아디따라(Aditara): 아디나타의 여성 짝

아뜨마(Atma): 영혼 또는 내면의 영. 보편적인 아뜨마(빠라마뜨마)는 개별적인 아뜨마(지바뜨마)로 현현한다.

아뜨마 땃뜨와(Atma tattwa): 물질우주에 관련되는 소우주의 제약된 원소들

아뜨마 샥띠(Atma shakti): 영적인 세력 또는 에너지

아뜨마 슟디(Atma shuddhi): 원인적인 몸의 정화

아르빠나(Arpana): 자신 안에 있는 보다 높은 세력과의 통일, 또는 우주의식의 각성

아비드야 비드야(Avidya vidya): 알 수 있는 역량을 제한시키는 깐추까들 가운데 하나

아비야끄따(Avyakta): 비현재적인

아비야사(Abhyasa): 중단 없는 부단한 수련

아빠나 바유(Apana vayu): 복부 영역에서 작용하면서 배설・생식기관을 통해 배설을 일으키는 쁘라나 공기 흐름

아빠스 땃뜨와(Apas tattwa): 물 원소

아사나(Asana): 전통적으로 명상을 위한 편안한 앉기 자세를 말함; 쁘라나를

균형 잡고 일정한 곳으로 보내기 위한 특정한 자세

아쉬윈(Ashwin): 10월 중순에 시작되어 11월 중순에 끝나는 음력 7월

아자빠 자빠(Ajapa japa): 자생적인 만뜨라 암송

아함까라(Ahamkara): 에고; '나'에 대한 자각; 개인의 정신 · 감정 · 심령 · 육체적인 작용의 중심

안나마야 꼬샤(Annamaya kosha): 음식으로 만들어지는 덮개 또는 몸

안따 까라나(Antah karana): 문자적으로 '내면의 도구' 또는 '내면의 자아'를 뜻함; 의식의 도구. 아함까라 · 마나스 · 찟따 · 붓디 참고

안따르 꿈바까(Antar kumbhaka): 들숨 뒤의 숨 멈춤. 쁘라나야마 완성의 필수적인 단계

암사 루삐니(Amsa roopini): 샤띠, 그리고 각 차끄라의 잠재력의 부분적인 현현; 다끼니, 라끼니(Rakini), 라끼니(Lakini), 사끼니, 하끼니 참고

앙가 니야사(Anga nyasa): 만뜨라를 통한 신체 사지의 신성화

얀뜨라(Yantra): 감춰진 잠재적 에너지와 의식을 해방시키기 위한 집중을 위해 고안된 상징. 완벽한 수학적 정확성에 의해 선형적인 차원으로 나타내지는 만달라와 만뜨라의 추상적인 형태

옴(Om): 우주의 우주적인 진동; 보편적인 만뜨라. Aum과 같음; 마음의 네 가지 상태를 나타냄; 의식적 · 잠재의식적 · 초의식적 또는 우주적인 마음

요가(Yoga): 합일. 개인의 의식과 신성한 원리 또는 우주의식의 합일로 이끌어주는 몸과 마음에 대한 체계적인 과학

요가 수뜨라(Yoga Sutras): 라자 요가의 여덟 가지 길을 전하는 빠딴잘리가 쓴 문헌. 사마디의 경험에서 절정을 이루는 체계적인 명상의 길

요니(Yoni): 쉬바 링감이 안치되는 특별히 조각된 돌로 링감 또는 아뜨마의 원천을 나타냄. 링감 참고

우다나 바유(Udana vayu): 목구멍 위에서 작용하는 쁘라나 에너지 흐름

우빠니샤드(Upanishad): 문자적으로 '가까이 앉다'를 뜻함. 개인과 우주의식의 성질 · 실재 · 정체성에 관한 구루와 제자의 대화를 수록하고 있는 베다의 책으로 전통적으로 108권이다.

우빠쁘라나(Upaprana): 부차적인 쁘라나 바유 작용

우빠사나(Upasana): 예배, 집중, 다라나

위갸나마야 꼬샤(Vijnanamaya kosha): 직관 또는 보다 높은 지식으로 이루어진 몸 또는 덮개

이다 나디(Ida nadi): 몸과 마음 전체에 정신적인 에너지를 전하는 미묘한 몸에서의 주요 쁘라나/심령적 통로. 몸의 왼쪽에 있음. 하타 요가의 '하'는 달의 세력을 암시한다.

이쉬따 데바따(Ishta devata): 개인적인 상징; 신성의 형태 또는 광경

인드리야(Indriya): 감각기관; 까르멘드리야와 갸넨드리야 참고

자그리띠(Jagriti): 의식적인 영역; 물질적인 감각의 세계

자나 로까(Jana loka): 리쉬들과 무니들의 수준

자빠(Japa): 의식적이고 계속적인 만뜨라 암송

지바(Jiva): 지바뜨마와 같음

지바뜨마(Jivatma): 개별적인 영혼

차끄라(Chakra): 문자적으로 '바퀴 또는 소용돌이'를 뜻함. 특정한 생리적·심령적인 작용을 책임지는 쁘라나 몸의 주요 심령적 중추; 나디들의 교차점

차요빠사나(Chhayopasana): 자신의 그림자에의 집중

찬드라 스와라(Chandra swara): 왼쪽 콧구멍에서만의 숨의 흐름

치다까샤(Chidakasha): 이마 바로 뒤, 감은 눈앞에 있는 심령적인 공간

치뜨(Chit): 순수의식

치뜨 샥띠(Chit shakti): 순수의식과 유사한 동적인 힘

칫따(Chitta): 기억; 안따 까라나의 기능 중 하나. 개별적인 의식

칫따 샥띠(Chitta shakti): 개별적인 의식의 동적인 에너지

칫따 슛디(Chitta shuddhi): 개별적인 의식의 정화

하끼니(Hakini): 아갸 차끄라의 다뚜의 샥띠; 암사 루삐니의 하나

하타 요가(Hatha yoga): 사람의 육체에 존재하는 에너지의 두 극이 체계적인 행법 시리즈에 의해 조화되는, 특정하게 신체정화 행법들을 취급하는 요가체계

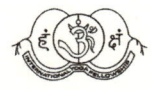

국제요가동호운동
INTERNATIONAL YOGA FELLOWSHIP MOVEMENT (IYFM)

국제요가동호운동(IYFM)은 전 세계에 요가 전통을 전파하기 위해 1956년에 스와미 싸띠아난다에 의해 인도 마디아 쁘라데쉬 주 라즈난드가온에 창립된 자선·철학 운동이다. 그것은 전 세계 가맹 센터를 통해 싸띠아난다의 가르침을 전하는 매체를 형성한다. 스와미 니란자나난다가 국제요가동호운동의 초대 빠라마차리아(최고 스승)이다.

 IYFM은 지도와 체계화된 요가훈련 프로그램을 제공하며, 가맹된 모든 요가 교사·센터·아쉬람들을 위한 교습 기준을 정한다. 모든 산야신(출가) 제자들, 요가 교사들, 영적인 구도자들, 독지가들의 인도주의적인 노력을 강화·통합하기 위한 요가헌장(Yoga Charter)이 1993년 세계요가컨벤션(World Yoga Convention)에서 도입되었다. 이 요가헌장에 가입하는 사람은 요가에 관련된 광범위한 갖가지 프로젝트에 적극적으로 참여함으로써 세상에 헌신하는 선의와 평화의 사자가 된다.

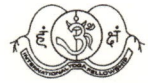

비하르 요가학교
BIHAR SCHOOL OF YOGA (BSY)

비하르 요가학교(BSY)는, 국적에 관계없이 모든 사람들에게 요가를 전하고 고대 요가과학으로의 대중적인 회귀를 위한 초점을 제공하기 위해 스와미 싸띠아난다에 의해 1963년에 인도 비하르 주 뭉게르에 창립된 자선·교육 기관이다. 비하르 요가학교의 주 후견인은 스와미 니란자나난다이다. 전신인 시바난다 아쉬람이 뭉게르 지역 센터이며, 1981년에 설립된 새 학교인 강가 다르샨은, 갠지스 강의 전경을 갖춘, 역사적으로 유명한 구릉지역에 자리하고 있다.

 요가 건강관리, 교사 훈련, 사다나, 끄리야 요가 그리고 그 밖의 전문화된 코

스들이 연중 내내 개설되어 있다. BSY는 산야사 훈련과 여성·외국인 산야신 입문으로 유명하다.

BSY는 전 세계에서 요가 컨벤션, 세미나, 강의를 이끌기 위한 훈련된 산야신들과 교사들을 제공해주며 포괄적인 학술도서관과 과학적인 연구센터도 갖추고 있다.

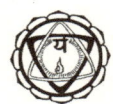

시바난다 마트
SIVANANDA MATH (SM)

시바난다 마트는 스와미 싸띠아난다가 자신의 구루인 리쉬께쉬의 스와미 시바난다 사라스와띠를 기려 1984년에 뭉게르에 창립한 사회·자선 기관이다. 본부는 현재 인도 비하르 주 자르칸드에 있는 데오가르 지구의 리키아에 있으며 스와미 니란자나난다가 주 후견인이다.

시바난다 마트는 사회의 낙후된 지역, 특히 시골 지역사회의 성장을 촉진시키는 것을 목표로 장학금, 의복, 농업용 가축과 식량 지급, 관정(관 우물)과 주택 건설, 논밭의 경작과 급수 시 농민지원 등의 활동을 한다. 리키아 단지는 또한 부락민들에게 지구촌 정보를 제공하기 위해 파라볼라 안테나 시스템도 갖추고 있다.

의학적인 치료와 조언, 교육을 제공하기 위해 진료소가 설립되어 있으며 가축병 치료 봉사도 제공된다. 모든 봉사는 카스트와 신조에 관계없이 모든 사람에게 무료로, 그리고 보편적으로 제공된다.

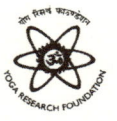

요가연구재단
YOGA RESEARCH FOUNDATION (YRF)

요가연구재단(YRF)은 스와미 싸띠아난다에 의해 1984년에 뭉게르에 설립된 과학적인 연구지향기관이며 스와미 니란자나난다가 재단의 주 후견인이다.

YRF는 과학적인 토대 안에서 서로 다른 요가분파들의 수행법들에 대한 정확한 평가를 제공하고 요가를 인류 발전을 위한 필수적인 과학으로 확립하는 것을 목표로 삼고 있다. 현재 재단은 기초연구와 임상연구 분야의 프로젝트에 종사하고 있으며, 예컨대 군대, 죄수들, 어린이들을 대상으로 하는 다양한 사회적 프로젝트에서 숙련 향상에 대한 요가의 효과도 연구하고 있다. 이런 프로젝트들은 전 세계 가맹 센터들에서 행해지고 있다.

YRF의 미래 계획에는 육체적 건강, 정신적 복지, 영적 상승을 위해, 잘 알려지지 않은 요가의 다른 면들을 문헌 · 경전 · 의학 · 과학적으로 연구하는 것이 포함되어 있다.

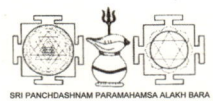

스리 빤츠다쉬남 빠라마함사 알라크 바라
SRI PANCHDASHNAM PARAMAHAMSA ALAKH BARA (PPAB)

스리 빤츠다쉬남 빠라마함사 알라크 바라는 1990년 스와미 싸띠아난다에 의해 비하르 주 자르칸드에 있는 데오가르의 리키아에 설립되었으며, 산야사의 최고 전통, 즉 바이라갸(냉철함), 띠아가(체념), 따빠시아(금욕)를 유지 · 전파하는 것을 목표로 하는 비영리 자선 · 교육 기관이다. 그것은 베다 시대의 리쉬들과 무니들에 의해 채택된 따뽀완(tapovan: 사다나 장소) 생활 스타일을 보급하며 산야신, 은자, 고행자, 따빠스비(tapasvi: 사다나와 명상을 강렬하게 수련하는 사람), 빠라마함사들만을 위한 것이다. 알라크 바라는 요가 지도나 종교 또는 종교적 개념에 대한 설교와 같은 그 어떤 활동도 하지 않는다. 알라크 바라를 위해 규정된 지침은 사다나, 따빠시아(금욕), 스와드야야(자아탐구), 아뜨마 친딴(atma chintan: 보다 높은 자아에 대해 생각하는 것) 같은 고전적인 베다 전통에 근거를 두고 있다.

현재 알라크 바라에서 영구적으로 거주하는 스와미 싸띠아난다는, 빤차그니 비디아와 그 밖의 베다 수행법들을 행하여 미래의 빠라마함사들이 전통을 유지할 수 있는 길을 닦았다.

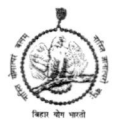

비하르 요가 바라띠
BIHAR YOGA BHARATI (BYB)

비하르 요가 바라띠(BYB)는 고급 요가학을 위한 교육·자선 기관으로, 1994년에 스와미 니란자나난다에 의해 창립되었으며 스와미 시바난다와 스와미 싸띠아난다의 선견의 절정이다. BYB는 전적으로 요가지도에만 전념하는 세계 최초의 공인기관이다. 요가학의 수료증과 학위를 줄 수 있는 준비를 갖추고 포괄적인 요가 교육을 제공하고 있으며, 요가 철학, 요가 생리학, 요가 심리학, 응용 요가학, 요가 생태학 분야들을 통해, 오늘날의 요구에 따라 철저하게 과학적인 요가 교육을 제공하고 있다.

4개월에서 2년까지의 상주 코스가 구루꿀(gurukul: guru는 '스승', kul은 '영역'을 뜻하며, gurukul은 학생들과 선생이 자연 속에서 함께 거주할 수 있는 설비를 갖춘 고대 힌두교 학교의 한 유형)한 환경 속에 진행되므로, 요가교육과 더불어 인류를 위한 봉사·헌신·자비의 정신도 학생들이 흡수할 수 있다.

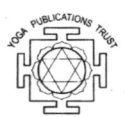

요가출판위원회
YOGA PUBLICATION TRUST (YPT)

요가출판위원회(YPT)는 2000년에 스와미 니란자나난다에 의해 설립되었으며, 책, 잡지, 오디오·비디오카세트, 다중매체를 통해 국내외적으로 요가와 그 관련 지식, 즉 (고대와 현대) 심리학, 생태학, 의학, 베다·우빠니샤드·딴뜨라 철학, (동서양) 철학, 신비주의와 영성의 전파·증진에 전념하는 기관이다.

YPT는 요가 철학, 요가 심리학, 응용 요가학 분야의 교재, 연구자료, 수련교재, 그리고 영원한 요가의 지식·생활스타일·수행으로 인류의 상승을 목표로 삼는 저명한 영적 인물들과 저자들의 영감적인 이야기를 출판하는 것을 우선적인 관심사로 삼고 있다.